实用肿瘤放射治疗物理技术

主编 应 微 廖雄飞

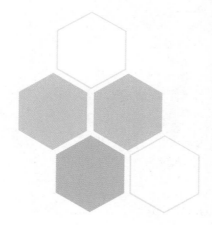

重庆大学出版社

图书在版编目（CIP）数据

实用肿瘤放射治疗物理技术/应微，廖雄飞主编
. --重庆：重庆大学出版社，2023.12
ISBN 978-7-5689-4289-8

Ⅰ.①实… Ⅱ.①应… ②廖… Ⅲ.①肿瘤—放射治
疗学 Ⅳ.①R730.55

中国国家版本馆CIP数据核字（2023）第242762号

实用肿瘤放射治疗物理技术
SHIYONG ZHONGLIU FANGSHE ZHILIAO WULI JISHU

主 编：应 微 廖雄飞
策划编辑：胡 斌
责任编辑：胡 斌 版式设计：胡 斌
责任校对：关德强 责任印制：张 策

*

重庆大学出版社出版发行
出版人：陈晓阳
社址：重庆市沙坪坝区大学城西路21号
邮编：401331
电话：（023）88617190 88617185（中小学）
传真：（023）88617186 88617166
网址：http://www.cqup.com.cn
邮箱：fxk@cqup.com.cn（营销中心）
全国新华书店经销
重庆愚人科技有限公司印刷

*

开本：720mm×1020mm 1/16 印张：13.25 字数：225千
2023年12月第1版 2023年12月第1次印刷
印数：1—1 500
ISBN 978-7-5689-4289-8 定价：80.00元

编者名单

主　编：应　微（四川省肿瘤医院）

　　　　廖雄飞（四川省肿瘤医院）

副主编：袁　珂（四川省肿瘤医院）

　　　　吴师容（四川省肿瘤医院）

　　　　陈亚正（四川大学华西第二医院）

　　　　鞠忠健（中国人民解放军总医院第一医学中心）

编　委：刘　敏（四川省肿瘤医院）

　　　　高绪峰（四川省肿瘤医院）

　　　　梁　黎（四川省肿瘤医院）

　　　　吴德全（四川省肿瘤医院）

　　　　周沫涵（四川省肿瘤医院）

前　言

　　这是一本关于放射治疗物理技术的专著，旨在帮助放射治疗相关专业物理师、放射治疗技师和相关学生掌握和应用肿瘤放射治疗的基本知识与技术。本书在编写过程中，参考了国内外肿瘤放射治疗权威书籍以及近年来发表的学术论文，并结合了编者多年来在肿瘤放射治疗实践中的经验及研究成果，是多位专家学者集体智慧和努力的结晶。

　　放射治疗是使用高能射线的电离辐射杀死癌细胞来治疗肿瘤的方法，对癌症等疾病的治疗有着重要的作用。而放射治疗物理技术则是放射治疗实施过程中的关键环节，涉及剂量计算、辐射安全、设备操作等内容。本书力求系统性地介绍放射治疗物理学和技术相关的基本理论、操作技巧和质量控制要求，以期达到学术和实践的有机结合。

　　本书的主要内容包括放射治疗物理学基础知识、临床放射学与放射治疗计划、剂量计算与优化、放疗设备与技术等。通过对这些内容的系统认识和理解，读者可以逐步了解放射治疗的原理、技术和操作要点，掌握放射治疗的实际操作技能和质量控制方法。

　　为了让读者更好地理解和应用本书内容，我们在书中加入了大量的案例、示例和实践指导。这些案例和示例来源于真实临床实践，可以帮助读者将理论知识融入实际操作中，从而更好地掌握放射治疗的技术和方法。此外，本书还配有图表、数据和插图，以便以直观的形式展示放射治疗的各个环节和关键因素，让读者更好地理解和掌握放射治疗的实质和重点。

本书的编写目的是将放射治疗物理技术变得更加易于理解和应用，以提高读者在放射治疗领域的专业水平和实践能力。同时，我们也希望读者能够通过学习和应用本书的知识和技术，为放射治疗的安全、有效进行做出贡献，为患者获得更好的治疗效果和生活质量提供支持。

衷心感谢所有参与本书编写和出版工作的人员，感谢他们的辛勤努力和付出。希望读者能够充分利用本书，深入学习和理解放射治疗物理技术的核心要点，并将所学应用于实践。同时，我们也欢迎读者对本书内容和形式提出宝贵的意见和建议，以便在今后的修订中进一步改进和完善。

衷心希望本书能够成为广大放射治疗相关专业人员学习、研讨和实践的重要参考资料，为促进放射治疗学科的发展和进步做出贡献！

编者

2023 年 10 月

目　录

第一章　放射治疗的基本概念 ⋯⋯⋯⋯⋯⋯⋯⋯⋯⋯⋯⋯ **001**

　　一、什么是放射治疗 ⋯⋯⋯⋯⋯⋯⋯⋯⋯⋯⋯⋯⋯ 001

　　二、放射治疗的物理原理 ⋯⋯⋯⋯⋯⋯⋯⋯⋯⋯⋯ 009

第二章　放射治疗前科普及宣教 ⋯⋯⋯⋯⋯⋯⋯⋯⋯⋯⋯ **016**

　　一、放射治疗的常见副反应 ⋯⋯⋯⋯⋯⋯⋯⋯⋯⋯ 016

　　二、放射治疗过程中患者的营养指导 ⋯⋯⋯⋯⋯⋯ 024

　　三、放射治疗的注意事项及心理指导 ⋯⋯⋯⋯⋯⋯ 027

第三章　头颈部肿瘤的放射治疗 ⋯⋯⋯⋯⋯⋯⋯⋯⋯⋯⋯ **032**

　　一、头颈部肿瘤放射治疗概述 ⋯⋯⋯⋯⋯⋯⋯⋯⋯ 032

　　二、头颈部肿瘤的体位固定 ⋯⋯⋯⋯⋯⋯⋯⋯⋯⋯ 033

　　三、头颈部肿瘤的模拟定位 ⋯⋯⋯⋯⋯⋯⋯⋯⋯⋯ 038

　　四、头颈部肿瘤的体位验证 ⋯⋯⋯⋯⋯⋯⋯⋯⋯⋯ 046

　　五、头颈部肿瘤的放疗实施 ⋯⋯⋯⋯⋯⋯⋯⋯⋯⋯ 048

　　六、头颈部肿瘤的放射治疗计划设计与计划评估 ⋯⋯⋯⋯⋯ 051

第四章　胸部肿瘤的放射治疗 ··· **058**

一、胸部肿瘤放射治疗概述 ································· 058

二、胸部肿瘤的体位固定 ··································· 059

三、胸部肿瘤的模拟定位 ··································· 063

四、胸部肿瘤的体位验证 ··································· 069

五、胸部肿瘤的放疗实施 ··································· 071

六、胸部肿瘤的放射治疗计划设计与计划评估 ········· 079

第五章　腹部肿瘤的放射治疗 ··· **091**

一、腹部肿瘤放射治疗概述 ································· 091

二、腹部肿瘤的体位固定 ··································· 091

三、腹部肿瘤的模拟定位 ··································· 094

四、腹部肿瘤的体位验证 ··································· 097

五、腹部肿瘤的放疗实施 ··································· 099

六、腹部肿瘤的放射治疗计划设计与计划评估 ········· 103

第六章　其他部位肿瘤的放射治疗 ··································· **113**

一、全脑全脊髓放疗 ······································· 113

二、全身皮肤电子线照射 ··································· 128

第七章　放射治疗计划验证 ··· **133**

一、放射治疗计划验证的必要性 ··························· 133

二、放射治疗计划验证的目的 ····························· 134

三、放射治疗计划验证的方法 ····························· 135

四、放射治疗计划验证物理设备质量保证 ················· 144

第八章　放射治疗常见摆位技术及注意事项 ······················· **148**

一、放射治疗前的体位验证方法 ··························· 148

二、常见放射治疗技术实施过程中注意事项 ·············· 154

第九章　放射治疗新技术介绍 •• **162**

　　一、空间分割放疗技术 ••••••••••••••••••••••••••••••••••••••• 162

　　二、质子重离子放疗技术 •••••••••••••••••••••••••••••••••• 165

　　三、术中放射治疗技术 ••••••••••••••••••••••••••••••••••••• 170

　　四、硼中子俘获疗法 •• 178

附　件　2021 版 Timmerman 危及器官限量表 ••••••••••••••••••• **182**

后　记 ••• **198**

第一章
放射治疗的基本概念

一、什么是放射治疗

（一）定义与历史背景

1. 放射治疗概念

放射治疗，简称"放疗"，是一种使用放射性射线或粒子来治疗癌症等疾病的医疗手段，旨在通过高能射线破坏癌细胞或减少癌细胞的增长，从而抑制肿瘤的发展。

根据治疗方式的不同，放射治疗一般可分为体外照射和体内照射两种。体外照射治疗一般使用加速器从体外向肿瘤发射射线，是最常用的放射治疗形式。而体内照射治疗则是将放射性物质植入到肿瘤或接近肿瘤的位置，从而在局部放射能量，直接杀灭癌细胞。此外，还有一种称为粒子治疗的方法，使用如质子或重离子这样的粒子破坏癌细胞的 DNA 单链或双链，从而达到杀死癌细胞的目的。

尽管放射治疗在许多情况下非常有效，但并不是所有肿瘤通用。放射治疗方案的实施取决于肿瘤的类型、位置、大小以及患者的健康状况。在某些情况下，放射治疗可以与其他治疗方法结合使用，如手术、化疗或免疫疗法，以获得最佳治疗效果。

2. 放射治疗的起源和发展

放射治疗的起源与放射线的发现密切相关。1895 年，德国物理学家威廉·康拉德·伦琴首次发现了 X 射线（图 1.1），而这一发现不仅开启了放射学的研究，更为放射治疗的诞生奠定了基石。短短数月后，放射线的生物效应就被科学家观察到。在伦琴发现 X 射线后不久，医学界便开始探索放射线在诊断和治疗上的应用。

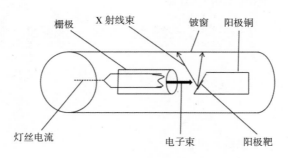

图 1.1　伦琴发现 X 射线

1901 年，放射治疗正式开始在医学中应用，最初主要用于治疗皮肤病、浅表肿瘤和炎症。最早的放射治疗设备比较简单，放射源与患者之间的距离、暴露时间及剂量的控制等均较为粗糙。但即使在这样的条件下，很多患者经过放射治疗仍然获得了显著的疗效，使得放射治疗逐渐被接受并得到推广。随着对放射物理学和生物学的深入研究，科学家们逐渐认识到，不同类型的放射射线具有不同的生物效应。例如，α、β 和 γ 射线都被用于治疗，但它们在深入组织的能力和生物效应上有所不同。为了更精确地瞄准深部肿瘤并减少对周围正常组织的损害，放射治疗开始向高能 X 射线和质子治疗转变。

20 世纪中期，随着直线加速器的发明，放射治疗进入了一个新的时代。直线加速器能够产生高能量的 X 射线，使治疗更为快速和精确。此外，计算机技术的引入使得剂量计划变得更为精细，这意味着医生可以为每位患者定制治疗计划，从而最大化治疗效果并减少副作用。到了 20 世纪末和 21 世纪初，放射治疗经历了多次技术革命。调强放射治疗（intensity modulated radiation therapy，IMRT）的发明使得射线能够更精确地瞄准肿瘤，减少对周围组织的损伤。图像引导放射治疗（image guided radiation therapy，IGRT）使得患者每次治疗体位更加精确，甚至可以观察肿瘤形态变化。立体定向放射治疗（stereotactic radio-therapy，SRT）则通过高剂量、精确放疗短时间内消灭肿瘤。质子治疗和重离子治疗作为新兴技术，因其具有 Bragg 峰特性（图 1.2）能够在特定深度释放能量，从而实现更精确的放疗。不仅是技术和设备的进步，对放射生物学的深入了解也为放射治疗的发展提供了指导。对 DNA 损伤机制的研究使得医生能够更好地理解放射治疗如何杀死癌细胞，同时对正常细胞的损伤机制的认识也有助于减少放射治疗的副作用。

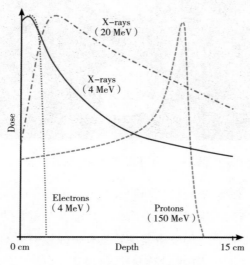

图 1.2　Bragg 峰示意图

　　总的来说，放射治疗从最初的简单应用，发展到现今的高技术、高精度治疗，不仅是技术进步的体现，更是医学与科技融合的成果。在未来，随着技术的继续进步和对放射生物学的进一步认识，放射治疗有望为更多的癌症患者带来康复的希望。

3. 对比其他治疗方法的优势

　　放射治疗作为癌症治疗的重要手段，与手术、化疗、免疫疗法和靶向治疗等方法并存。每种治疗方式都有其独特的适应证和优势，而放射治疗在多种情境中展现出了其不可替代的价值。

　　（1）定位准确，对周围组织损伤小。与手术相比，放射治疗不需要开刀、无须切除组织，因此无手术并发症和术后恢复期。其独特的物理属性使得射线能够精确地瞄准肿瘤，减少对周围健康组织的损伤。特别是使用现代放疗技术如 IMRT、IGRT、SRT 等，可以实现"雕刻式"放疗，确保高剂量的射线集中在肿瘤上，从而减少对周边正常组织的照射，如图 1.3 所示。

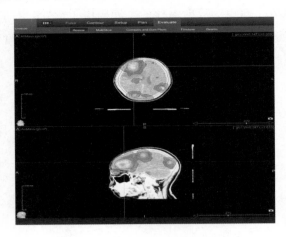

图 1.3　精确瞄准肿瘤示意图

（2）治疗深部肿瘤的优势。深部肿瘤特别是那些位于脑部、胸腔或腹腔的肿瘤，往往有很高的手术风险。手术由于可能涉及重要的解剖结构，如大血管、神经或其他重要器官，而变得复杂且具有挑战性。手术也可能导致长时间的住院和恢复期，增加患者的痛苦和经济负担。放射治疗作为一种非侵入性治疗方式，在治疗深部肿瘤方面显示出独特的优势。先进的放疗技术，使得高剂量的射线能够精确地定位在肿瘤上，同时保护周围的正常组织。这意味着，即使是在体内难以接近的位置，也能实现有效的治疗。

（3）减少复发风险。手术后的肿瘤复发是癌症治疗中的一个重要问题。即使在显微镜下，医生也可能难以确定是否完全切除了所有的癌细胞。这些残留的、肉眼不可见的癌细胞可能成为未来复发的源头。放射治疗，特别是术后辅助放疗，有助于消灭这些微小的癌细胞残留。通过对手术区域及其周边进行放疗，可以有效减少局部复发的风险。许多研究已经证明，对某些癌症（如乳腺癌、直肠癌等）进行术后放疗，可以显著降低复发率，并改善整体生存质量。

（4）与其他治疗方式的结合。放射治疗不仅可以单独使用，还可以与其他治疗方式结合，从而实现更好的治疗效果。当放疗与化疗结合时，某些化疗药物可以充当"放射增敏剂"，增加癌细胞对放射的敏感性。例如，某些化疗药物可以阻止癌细胞修复受到放射损伤的 DNA，从而增强放疗的疗效。此外，随着靶向治疗和免疫疗法的兴起，其与放疗的结合也显示出协同治疗的潜力。

某些靶向药物可以影响癌细胞的信号通路，使其对放射更加敏感。而免疫疗法则可能通过增强体内的免疫反应，增强放疗的抗肿瘤效果。

（5）放射治疗多为局部治疗。放射治疗是一种局部治疗手段，专注于照射特定的肿瘤部位，从而最大限度地减少对周围正常组织的伤害。这意味着它的副作用主要局限于被照射区域。化疗（化学药物治疗的简称），作为一种全身治疗方式，通过血液传输对整个身体产生影响。这可能导致一系列全身性的副作用，如恶心、呕吐、脱发、肠胃不适和免疫系统抑制。因此，与化疗相比，放疗的全身反应较轻。

（6）减轻症状，提高生活质量。在许多情况下，放射治疗不仅用于疾病治疗，还可以起到减轻症状的作用，特别是对于那些晚期或无法手术的患者。例如，大的肿瘤可能会压迫周围组织或器官，导致疼痛、出血或呼吸困难。通过放疗，肿瘤可以被缩小或稳定，从而迅速减轻这些症状。这种被称为"姑息治疗"的方法可以显著提高患者的生活质量和舒适度。

（7）某些癌症首选放疗。对于某些癌症类型，放射治疗不仅是一个有效的治疗选择，而且可能是首选治疗方式。例如，早期前列腺癌的放射治疗与手术的效果相当，但具有更低的并发症风险；喉癌和某些类型的脑瘤也通常首先考虑放射治疗，因为它可以更好地保留功能和提供优质的生活。

（8）节省时间和成本。放射治疗通常在几周内完成，尤其是当它用作主要治疗方式时。与长期的化疗周期或持续的药物治疗相比，放射治疗不仅可以缩短治疗时间，还可以降低与治疗相关的成本。此外，由于放疗通常在门诊的基础上进行，患者不需要住院，进一步节省了费用，并使患者能够在治疗期间维持正常的生活和工作。

（二）放射治疗的主要适应证

1.肿瘤类型

（1）上皮源性肿瘤。上皮源性肿瘤起源于身体的上皮细胞，这是覆盖人的身体内外部的细胞。这类肿瘤通常对放射治疗反应良好，具体包括：

①乳腺癌：乳腺癌是女性最常见的癌症之一。对于早期乳腺癌，放疗通常在乳腺保留手术后作为标准的辅助治疗来降低复发风险。对于局部晚期或复发乳腺癌，放疗可以作为主要治疗方式或与化疗结合使用。

②前列腺癌：对于低风险和中风险的前列腺癌，放射治疗是主要的治疗选择之一，与手术疗效相当。高风险前列腺癌患者可能会接受放疗和长期激素治疗结合的方式。

③肺癌：无论是非小细胞肺癌还是小细胞肺癌，放疗都是关键的治疗组成部分。对于无法手术的局部晚期非小细胞肺癌，放疗可以与化疗结合，提供策略性治疗。而对于小细胞肺癌，放疗常用于辅助治疗。

④食管癌：放射治疗与化疗的结合是食管癌的标准治疗，尤其是对于中晚期疾病患者。此外，对于不能手术的患者或术前治疗，放射治疗也有显著的效果。

⑤皮肤癌：虽然许多皮肤癌，尤其是基底细胞癌和鳞状细胞癌，首选手术治疗，但在某些情况下，如位置特殊或手术困难的病灶，放射治疗是一个有效的替代选择。

（2）淋巴瘤和白血病。淋巴瘤和白血病起源于血液和免疫系统。尽管二者是全身性疾病，但放疗在某些情况下仍然有效，特别是针对霍奇金淋巴瘤，放射治疗历来是治疗的核心组成部分，尤其是对早期疾病。现代技术，如调强放射治疗，可以更精确地瞄准淋巴结，并减少对周围正常组织的副作用。

（3）中枢神经系统肿瘤。中枢神经系统肿瘤位于大脑、脑干和脊髓。因这些位置的敏感性和手术的困难性，放射治疗成了关键的治疗手段。

①胶质瘤和星形细胞瘤：最常见的恶性脑瘤。手术可能是初步治疗，但由于这些肿瘤的浸润性，完全切除通常是不可能的。放疗可以帮助控制疾病进展，延长患者生存期。

②脑膜瘤：尽管脑膜瘤多数是良性的，但因其位置特殊可能会导致严重的症状。手术是首选治疗，但放疗可以用于不完全切除的病例或复发病例。

（4）头颈部肿瘤。头颈部是一个复杂的区域，包括喉、咽、口腔和鼻腔。由于这一区域的复杂性和功能重要性，放射治疗通常是头颈部肿瘤的首选或关键治疗。

①口腔癌：对于中晚期疾病，放疗可以与化疗结合，作为主要治疗。对于手术后的高风险复发病例，放疗可以作为辅助治疗。

②喉癌：早期喉癌可以单独使用放射治疗，避免喉切除术并保留声带功能。

③鼻咽癌：由于其深部位置和邻近的重要结构，手术通常不是首选。放疗，尤其是与化疗的结合，是鼻咽癌的标准治疗方式。

2. 疾病阶段

（1）早期肿瘤。在癌症的早期阶段，肿瘤尚未深入侵犯或扩散到身体其他部分。在这个阶段，放射治疗可以被视为首选治疗方法，特别是当手术风险较高或患者不愿接受手术时。例如，对于早期前列腺癌患者，放射治疗不仅可以有效控制疾病，而且避免了手术可能带来的并发症，如尿失禁或性功能障碍。同样，早期的喉癌患者可以通过放射治疗保存发音功能，从而维持更好的生活质量。

（2）局部晚期肿瘤。当肿瘤开始侵犯周围组织或器官，但尚未发生远处转移时，放射治疗在治疗策略中扮演了至关重要的角色。它不仅可以单独使用，还可以与手术或化疗结合。例如，局部晚期食管癌的患者可以通过放疗和化疗结合来缩小肿瘤，从而使手术成为可能。此外，对于不能手术的患者，放射治疗仍可以提供良好的局部控制，延长生存期并改善生活质量。

（3）转移性疾病。一旦癌症开始转移到身体其他部分，治疗策略通常集中在控制病情和缓解症状上。放射治疗在此时就扮演了关键角色，尤其是针对特定的症状或困扰患者的特定转移部位。例如，对于导致疼痛的骨转移，短程放射治疗可以迅速减轻症状，提高患者的生活质量。同样，脑转移也可以通过放射治疗来控制，从而减少相关症状如头痛或神经功能障碍。

（4）复发性疾病。癌症的复发是治疗中的一个挑战。这可能是由于手术未能完全清除肿瘤或微小的癌细胞在原始治疗时未被发现。放射治疗在复发治疗中提供了重要的策略，尤其是当初次治疗未涉及放疗或存在新的可放射病灶时。

（5）辅助治疗。放射治疗常作为手术后的辅助治疗，以确保消灭所有可能残留的癌细胞并降低复发风险。例如，乳腺癌患者在乳腺保留手术后经常接受放射治疗，以减少癌症在同一部位的复发风险。同样，直肠癌手术后的放射治疗可以帮助降低复发率，并提高长期生存率。

（三）放射治疗的主要方法

放射治疗的核心目标是使用放射性物质或放射性能量来治疗癌症。为了达到最佳疗效并保护健康组织，已经发展出多种方法。

1. 外照射

外照射也称为远程放射治疗，是最常用的放疗方法之一，如图 1.4 所示。它使用高能 X 射线或电子束来照射肿瘤和部分周围组织。

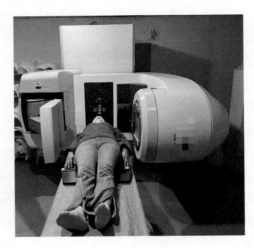

图 1.4　外照射

（1）技术。在外照射中，放射源位于患者体外。使用线性加速器产生的放射线穿透身体并瞄准肿瘤。为了确保放射线精确瞄准肿瘤并最小化对周围健康组织的伤害，经常使用计算机辅助放射治疗或调强放射治疗等高级技术。

（2）应用。外照射广泛用于多种类型肿瘤，如乳腺癌、前列腺癌、肺癌等。它可以作为主要治疗、辅助治疗或姑息治疗。

2. 内照射

内照射又称近距离放射治疗或植入治疗，是一种将放射性物质植入肿瘤内或放在靠近肿瘤部位的方法，如图 1.5 所示。

（1）技术。内照射使用密封的放射性物质，如针、籽或丝。由于放射性物质非常接近或在肿瘤内，它可以提供较高的放射剂量，而对周围组织的影响较小。

（2）应用。内照射常用于前列腺癌、宫颈癌和食管癌。例如，对于前列腺癌，放射性籽粒可以直接植入到前列腺内，提供持续的放射治疗。

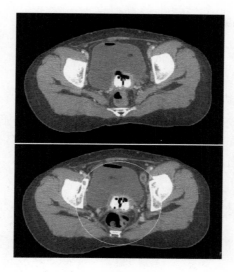

图 1.5　内照射

3.粒子治疗

粒子治疗是一种使用质子或重离子（如碳离子）而不是 X 射线来治疗癌症的方法。

（1）技术。与传统的 X 射线放疗相比，质子和重离子具有独特的物理特性，可以使能量更精确地集中在肿瘤内。这意味着它们可以提供高剂量的放疗，同时最大程度地保护周围的正常组织。

（2）应用。粒子治疗特别适用于位于或靠近关键器官或结构的肿瘤，如脑肿瘤、眼部肿瘤或脊髓肿瘤。尽管其治疗效果出色，但由于成本高昂和设备复杂，这种治疗方法的可用性受到限制。

二、放射治疗的物理原理

（一）基本物理概念

放射治疗的有效性与其所涉及的物理原理紧密相关。为了深入理解这一治疗方式的操作和实施，必须首先掌握一些核心的物理概念。

1. 放射射线的类型

放射射线是高能的粒子或波束，能够穿透物质并对其产生一定的影响。在放射治疗中，主要涉及以下几种类型的射线：

（1）α 射线：由带正电的 α 粒子（由两个中子和两个质子组成）组成的射线。由于其具有较大的质量和双正电荷，α 射线在物质中的穿透能力较弱，但生物效应强。

（2）β 射线：由高速电子或正电子组成。它们的穿透能力比 α 射线强，但在生物组织中通常不超过几毫米至厘米。

（3）γ 射线和 X 射线：电磁辐射的形式，具有很高的穿透能力。在放射治疗中，X 射线特别有用，因为它们可以深入组织并作用于深部肿瘤。

2. 能量、强度、剂量

（1）能量：用于描述放射射线能够传递给物质的数量。在放射治疗中，射线的能量决定了其穿透深度和作用强度。高能量射线，如 γ 射线，可以深入人体并照射到深部肿瘤。

（2）强度：用于描述放射射线的数量。在特定的时间内，射线源发出的射线数量越多，其强度就越大。在治疗中，强度决定了放射射线的生物效应。

（3）剂量：用于描述射线在特定物质中释放的能量数量。在放射治疗中，给予患者的剂量是至关重要的，因为它决定了治疗的效果和可能的副作用。剂量的单位是戈瑞（Gy），它描述了单位质量组织吸收的能量。

（二）如何产生放射射线

放射射线的产生和放射源紧密相关，且涉及一系列高度复杂的物理和工程技术。在放射治疗中，主要使用以下几种设备来产生放射射线。

（1）X 射线机。X 射线机是最常见的放射射线源之一，它的工作原理是：在 X 射线管中，通过加速电子并使其撞击一个金属靶（通常是钨或铜），这些高速电子与金属靶材料相互作用时，它们突然减速或被偏转，导致 X 射线的产生。由于 X 射线具有出色的穿透力，它们在放射诊断和治疗中有着广泛的应用。在放射治疗中，可以调整 X 射线的能量，使其适用于治疗不同深度的肿瘤。

（2）回旋加速器。回旋加速器是一种先进的装置，用于产生高能量的放射射线，尤其是质子放射。回旋加速器利用磁场和电场的组合来加速荷电粒子，通常是质子。当这些粒子被加速到接近光速时，它们会被引导到一个特定的靶上，从而产生放射射线。与传统的 X 射线相比，由回旋加速器产生的质子具有独特的深度－剂量分布特性。这使得它们在治疗某些深部肿瘤时特别有效，因为它们可以将高剂量的辐射集中在肿瘤上，同时减少对周围正常组织的伤害。

（3）重离子加速器。重离子加速器是另一种先进的放射治疗设备，用于产生如碳离子这样的重离子束。与回旋加速器相似，重离子加速器使用强大的电场和磁场来加速重离子。这些被加速的离子在撞击靶材时会产生高能量放射射线。由于重离子（如碳离子）具有更高的生物效应，它们可以提供更有效的治疗。此外，与质子相比，重离子的深度－剂量分布特性也更为有利，使其在治疗某些难以到达的或辐射敏感区域的肿瘤时更为有效。

（三）放射射线与物质的相互作用

放射治疗的核心机制在于放射射线与组织中的物质（特别是 DNA）发生相互作用，从而达到杀伤肿瘤细胞的目的。

1. 光电效应

光电效应是一种放射射线与物质相互作用的主要机制，尤其在低能量 X 射线中尤为重要。当 X 射线或 γ 射线与原子相互作用时，它可以将全部能量传递给其中一个内壳层的电子，导致该电子从原子中被弹出。随后，这一能量空缺会被外壳层的电子填补，放出一个特定能量的 X 射线。由光电效应产生的电子在物质中会丢失其能量，并可能与 DNA 等生物分子发生相互作用，导致分子断裂或其他形式的损伤。

2. 康普顿散射效应

康普顿散射是高能光子与自由或外壳层电子之间的碰撞过程。当 X 射线或 γ 射线的光子与电子碰撞时，它会将部分能量传递给电子，并自身发生散射。这意味着光子的能量和方向都会发生变化，而与其碰撞的电子则获得能量并被弹出。散射的光子和被弹出的电子都可能与更多的原子和分子相互作用，导致其能量的进一步传递和散布。在生物组织中，这可能导致 DNA 和其他细胞结构的损伤。

3. 电子对效应

高能放射射线，如 β 射线或高能 X 射线，可以直接与物质中的电子相互作用。当放射射线的高能光子或粒子直接撞击电子时，它们会将其能量传递给电子。这些电子随后可以与周围的原子和分子相互作用，产生一系列的次级反应。这些高能电子在物质中的运动会导致电离和激发事件，从而引起 DNA、蛋白质和其他生物分子的损伤。这种损伤是放射治疗产生生物效应的主要原因，因为它可以干扰细胞的功能和分裂，如图 1.6 所示。

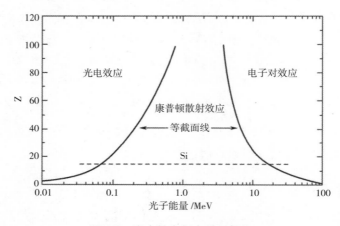

图 1.6　光电效应与电子对效应

（四）剂量分布和等剂量曲线

在放射治疗中，精确地为患者提供预定的放射剂量至关重要。这不仅需要确保肿瘤接受足够的放射剂量以致其被完全消灭，还需要确保周围的健康组织受到的辐射伤害最小。

1. 剂量均匀性与热点

（1）剂量均匀性。剂量均匀性是指在整个治疗区域内，放射剂量的分布应尽可能均匀。理想的剂量均匀性确保肿瘤内每个部分都接受足够的放射剂量，从而提高治疗效果。

（2）热点。在放射治疗中，热点是指那些接受到比预定剂量更高放射剂量的区域。过高的放射剂量可能会增加副作用的风险。因此，避免或最小化热点的形成是治疗计划中的重要考虑因素。

2.影响剂量分布的因素

（1）组织的密度和组成。不同的组织，如骨、肺和软组织，对放射射线的吸收和散射有所不同。例如，骨比软组织对 X 射线的吸收更高，这可能导致骨附近的组织接受更高的放射剂量。

（2）治疗射束的入射角和数量。多射束技术通过从不同的方向照射肿瘤，可以改善剂量分布，使其更均匀，同时降低健康组织受到的辐射伤害。

（3）使用的放射源。不同的放射源，如 X 射线、质子和重离子，具有不同的深度 – 剂量分布特性。例如，质子治疗具有特定的 Bragg 峰，允许在特定深度提供最大剂量，而 X 射线的剂量在达到一定深度后随深度逐渐减少。

（4）调强放射治疗（IMRT）。IMRT 是一种高级技术，通过调整治疗束的强度分布，可以优化治疗区域的剂量分布。这种技术可以有效提高肿瘤受到的剂量，同时保护肿瘤周围的危及器官。

（五）体内辐射的生物效应

放射治疗的基础是利用放射射线对人体细胞产生的生物效应。虽然放疗的目标是定向杀死癌细胞，但这一治疗形式也可能影响正常细胞。为了最大化治疗效果并减少潜在的副作用，理解体内辐射的生物效应是至关重要的。

1.DNA 损伤与修复

（1）损伤机制。放射射线可以直接或间接损伤细胞 DNA。直接作用是放射射线与 DNA 分子碰撞，导致其断裂或结构变化。间接作用涉及放射射线与水分子反应，产生自由基，这些自由基再与 DNA 发生反应，导致损伤。

（2）修复过程。人体细胞具有一套复杂的 DNA 修复机制，但这些机制不总是完美的。有时，修复过程可能产生一些错误，导致基因突变。对于放射治疗而言，如果 DNA 损伤足够严重并超出细胞的修复能力，癌细胞就会死亡，从而达到治疗效果。

2. 细胞凋亡与增殖

（1）凋亡机制。凋亡是一种有序的、由程序控制的细胞死亡过程。受到放射射线损伤的细胞，特别是损伤严重而无法修复的细胞，会被触发进入凋亡过程。

（2）增殖与辐射。放射射线不仅可以杀死细胞，还可以影响细胞的增殖。癌细胞对放射射线更敏感，因为它们分裂速度快且缺乏有效的 DNA 修复机制。

3. 放射敏感性

（1）组织差异。不同的组织和细胞对放射射线的敏感性不同。例如，肠道上皮细胞和骨髓细胞等分裂较快的细胞，通常对放射更为敏感。而神经细胞和肌肉细胞则对放射相对不太敏感。

（2）治疗意义。放射治疗的目标是优化放射剂量，使癌细胞受到最大的损伤，同时尽可能减小对周围正常组织的伤害。对不同细胞和组织的放射敏感性的理解有助于制订个体化的治疗方案。

（六）放射治疗设备的基本构造和工作原理

放射治疗是一个复杂的医学过程，涉及多种设备和技术。为了确保治疗的安全性和有效性，必须对这些设备的构造和工作原理有深入的了解。

1. 照射装置

（1）基本构造。照射装置通常被称为线性加速器（linac），是一个复杂的机器，由发射源、束流调制系统、碰撞靶、束流导向和形状系统以及患者定位和移动系统组成。

（2）工作原理。线性加速器通过电磁场加速电子到接近光速，然后这些电子撞击一个金属靶，产生 X 射线。之后，通过特定的束流调制和导向系统，这些 X 射线被导向并集中到肿瘤上。在此过程中，形状系统确保射线仅射向肿瘤，而尽量避免对周围正常组织的伤害。

2. 计划系统

（1）基本构造。计划系统是一套计算机软件和硬件，用于设计和优化放射治疗方案。它通常包括图像采集模块、剂量计算模块、治疗计划优化模块等。

（2）工作原理。首先，通过 CT 或 MRI 等影像学检查，获取患者的体内结构信息。其次，医生和物理师在这些图像上标注肿瘤和重要的正常结构。再次，计划系统计算如何最优地将放射射线照射到肿瘤上，同时保护周围的正常结构。最后，产生的治疗计划会被传输到照射装置上进行实际治疗。

3. 质量保证与安全

（1）基本构造。为确保治疗的安全性和准确性，放射治疗中还有一套质量保证设备和程序，包括用于测量和校验放射剂量的剂量测量装置、治疗计划的校验软件以及治疗过程中的实时监控系统。

（2）工作原理。在治疗开始前，通过质量保证程序来校验照射装置的性能，确保其输出的放射剂量与预期一致。同时，治疗计划也会进行独立的校验，确保其计算是正确的。在治疗过程中，实时监控系统会持续跟踪照射装置的状态和患者的位置，确保治疗的准确性。

参考文献

［1］张晓智，杨蕴一，孙宇晨，等．精准放疗的现状与进展［J］.西安交通大学学报（医学版），2020，41（5）：633-638.

［2］张志红，邱学军，史荣．肿瘤放射治疗物理学进展［M］.北京：北京医科大学出版社，2002.

［3］席强，涂恒业．肿瘤放射治疗物理技术新进展［J］.河北北方学院学报（自然科学版），2013，29（1）：114-116.

［4］朱广迎．放射肿瘤学［M］.2 版．北京：科技技术文献出版社，2007.

［5］罗开元．实用组织间植入内放射治疗恶性肿瘤学［M］.北京：人民卫生出版社，2008.

［6］张树平．肿瘤放射治疗的理论基础与技术进展［J］.实用医技杂志，2013，20（5）：477-479.

［7］胡逸民．肿瘤放射物理学［M］.北京：中国原子能出版社，1999.

第二章
放射治疗前科普及宣教

一、放射治疗的常见副反应

肿瘤放射治疗是利用高能射线破坏肿瘤细胞的 DNA，阻止其生长和繁殖。然而，放射线不仅作用于肿瘤细胞，还会影响周围的正常细胞。当这些正常细胞受到损伤时，会引起一系列短期和长期的副反应。这些副反应的严重性和类型取决于治疗的剂量、治疗区域以及个体差异。常见的短期反应包括皮肤红肿、疼痛和疲劳，而长期反应可能包括纤维化、器官功能减退等。有些患者由于认识误区，往往在治疗前会过于担心放疗副反应，甚至出现拒绝放疗的情况。但总体上讲，大多数放疗副反应都是可以预防和治疗的。只要掌握科学的防治方法，就能最大限度地预防放疗副反应的发生，最快速度地缓解放疗副反应的影响，进而保障放疗的顺利进行和治疗效果。因此，本章主要介绍放疗中和放疗后科学防治放疗副反应的方法，便于医务工作者向患者及其家属进行科普与宣教。

（一）放射性皮炎

放射性皮炎是放射治疗的一个常见副反应，在放射治疗过程中，患者的皮肤直接暴露于放射线下。当高能射线穿过皮肤时，放射线可破坏皮肤细胞的 DNA，使细胞无法正常增殖或导致细胞死亡。随着治疗次数的增加，细胞损伤累积，引起炎症反应。初期，放射性炎症主要表现为皮肤轻微的红肿、瘙痒和干燥。随着时间的推移，皮肤会出现脱屑、水疱、溃烂和结痂等症状。在某些严重情况下，放射性皮炎还可能导致慢性炎症和皮肤纤维化。

放射性皮炎分级如下：①0级：照射野皮肤无明显变化；②Ⅰ级：出现滤泡样暗红斑，干性脱皮，脱发，出汗减少等症状；③Ⅱ级：出现皮肤触痛，片状湿性脱皮，鲜红色斑，中度水肿等症状；④Ⅲ级：皮肤皱褶以外部位出现融合的湿性脱皮以及凹陷性水肿；⑤Ⅳ级：皮肤出现溃疡出血和坏死等严重症状。

放射性皮炎的预防和治疗方法如下：

（1）基础护理。保持皮肤清洁和干燥，每天使用温和、无香精的洗液清洁皮肤，避免使用可能刺激皮肤的化学物质。避免在受照区域使用含有酒精或香精的产品。

（2）衣物选择。穿着宽松、透气的衣物，避免摩擦或压迫受照区域。选择棉质衣物，减少皮肤刺激。

（3）皮肤保湿。使用不含香料的保湿霜或乳液，保持皮肤湿润。但在治疗前2小时，不要在受照区域涂抹任何产品。保护受照区域不受阳光直接照射，如果需要外出，应涂抹防晒霜并穿着长袖衣物。

（4）疼痛和瘙痒缓解。可以使用非处方的皮肤舒缓剂，如芦荟胶，来减轻瘙痒和疼痛。避免抓挠受影响的区域，以防止感染。

（5）医学治疗。对于严重的放射性皮炎，医生可以开具处方药治疗，如外用皮质类固醇来减轻炎症。如果出现感染迹象，如红肿、分泌物或发热等，应立即就医。

（6）其他。保持良好的营养和水分摄入，以帮助皮肤修复。在治疗结束后，继续遵循上述建议，直到皮肤完全康复。

（二）放射性口腔黏膜炎

放射性口腔黏膜炎是指在进行放射治疗，特别是治疗头颈部肿瘤时，患者可能出现的一种口腔黏膜的急性反应，其产生的主要原因是放射线导致的直接细胞损伤和血管损伤。一方面，放射线会对口腔黏膜细胞产生直接或间接的损伤，导致细胞DNA的破裂，阻止细胞分裂和增殖，进而引发细胞死亡。由于口腔黏膜细胞具有较高的增殖率，因此对放射线非常敏感。另一方面，放射线还会损伤微血管，导致局部血流减少、缺血、氧化应激和炎症因子释放，进一步引发炎症反应。随着放射性口腔黏膜炎的发展，患者可能会出现口腔疼痛、红肿、瘙痒、黏膜脱落、溃疡、出血等症状。在某些严重的情况下，放射性口腔黏膜炎可能导致口腔功能障碍，影响吞咽和语言交流功能。

放射性口腔黏膜炎的预防和治疗方法如下：

（1）基础口腔护理。每日使用温和的、无酒精成分的漱口水进行口腔护理，帮助清除食物残渣和减少细菌。避免使用刺激性强、含酒精或精油的口腔护理产品。使用软毛牙刷轻柔刷牙，并定期更换牙刷。

（2）饮食建议。避免摄入过于辛辣、酸性、粗糙或热的食物，以减少对黏膜的刺激。增加摄入高蛋白、富含维生素和矿物质的食物，支持组织修复。

（3）药物干预。使用生理盐水或硫酸钠溶液进行口腔冲洗，帮助清除口腔分泌物、食物残渣，减轻疼痛和舒缓黏膜。对于中度至重度的放射性口腔黏膜炎，医生可为患者开止痛药或含有局部麻醉成分的漱口水。在有感染迹象时，可使用抗生素。

（4）生物制品和护理产品。使用生物修复膜或人工唾液帮助维持口腔湿润。使用含有尿囊素、维生素 E、透明质酸等成分的产品，有助于口腔黏膜的修复。此外，近年来低剂量激光疗法被用于预防和治疗放射性口腔黏膜炎，它可以刺激组织修复、减少炎症和疼痛。

（5）其他。注意口腔卫生，避免吸烟和饮酒。烟酒都会刺激口腔黏膜，增加炎症的风险。

（三）放射中鼻腔堵塞、分泌物增多

当鼻腔或其周围的区域成为放射治疗的目标时，由于放射线对鼻腔黏膜的损伤，患者可能会出现放射性鼻腔反应，表现为鼻腔堵塞、分泌物增多等症状。放射线作用于鼻腔黏膜细胞时，会导致 DNA 的直接或间接损伤，从而影响细胞的正常功能、生长和繁殖。鼻腔黏膜细胞的受损会导致黏膜水肿、增厚，从而引起鼻腔堵塞。同时，放射线导致的鼻腔黏膜炎症反应会刺激鼻腺，使其产生大量分泌物。同时，炎症还会增加毛细血管的渗透性，导致液体渗出，进一步增加鼻腔分泌物。

放射性鼻腔堵塞、分泌物增多的预防和治疗方法如下：

（1）保持鼻腔清洁。使用生理盐水或鼻腔冲洗液，每日冲洗鼻腔，以清除分泌物和痰液。避免使用可能引起黏膜干燥或刺激的产品。

（2）鼻腔湿润治疗。使用鼻腔保湿剂或生理盐水喷雾，保持鼻腔黏膜湿润。在干燥的环境中，可以使用加湿器。

（3）药物治疗。对于严重的鼻腔炎症反应，医生可推荐使用鼻喷剂，如鼻用皮质类固醇来减轻炎症。鼻腔减充血剂等鼻用解堵药也可暂时缓解鼻腔堵塞，但长时间使用容易导致反跳性鼻塞。

（4）物理疗法。使用温和的蒸汽吸入，帮助液化和排出鼻腔分泌物。避免吸烟和接触烟雾，避免接触刺激性气体、粉尘和其他可能导致鼻腔反应的物质。

（5）其他。保持充足的水分摄入有助于分泌物的液化。增加摄入富含维生素和矿物质的食物，支持黏膜修复。

（四）放射性食管炎

放射性食管炎是肺癌、食管癌或其他胸部恶性肿瘤患者在接受放射治疗时可能出现的一种并发症。放射线直接作用于食管黏膜细胞时，会损伤食管黏膜的微血管，导致血流减少、黏膜缺血和氧化应激，进一步放大炎症反应。食管细胞和血管损伤导致食管黏膜炎症、水肿和出血，严重时甚至会形成溃疡。当患者出现放射性食管炎时，可能出现吞咽疼痛、胸骨后灼烧感、食物嘎吱声等症状，严重时会影响食物的摄取，导致营养不良。

放射性食管炎的预防和治疗方法如下：

（1）饮食调整。选择软食或流质食物，避免刺激性食物，如辣、酸、热食品。分次饮食，少量多餐，避免食物在食管停留时间过长。

（2）药物治疗。使用非处方的止痛药，如乙酰氨基酚或非甾体抗炎药，减轻疼痛。此外，医生还可以为患者开具吗啡类止痛药，来控制和缓解严重的疼痛感；也可使用质子泵抑制剂或 H2 受体拮抗剂，以减少胃酸分泌，预防食管反流。

（3）营养支持。在食管炎严重的情况下，患者可经鼻胃管或其他途径摄取营养。与医生积极沟通，制订个体化的营养计划，确保患者得到足够的营养和能量。

（4）其他。吸烟和饮酒都可能加重食管炎症，因此应当尽量避免。

（五）放射性肺炎

放射性肺炎是一种发生在肺部接受放射治疗后的急性炎症反应，主要出现在接受胸部放疗的患者中，特别是肺癌、乳腺癌或食管癌的患者。放射治疗时，放射线作用于肺泡上皮细胞和毛细血管内皮细胞，导致细胞直接死亡或功能损害。受损的上皮细胞可能导致黏液分泌增加，从而导致呼吸困难。同时，放射线对毛细血管内皮的损害可导致毛细血管通透性增加，使得血浆液体进入肺泡，形成肺水肿，进一步影响氧气交换。此外，受损的肺细胞会释放炎症因子，吸引白细胞和其他炎症细胞到损伤部位。这些炎症细胞释放的细胞因子进一步加剧放射性肺部炎症反应，形成恶性循环。长时间的炎症反应会导致细胞外基质沉积和肺泡壁纤维化，影响肺的顺应性和弹性，导致永久性的肺功能损伤。

放射性肺炎的预防和治疗方法如下：

（1）药物治疗。使用口服或吸入皮质类固醇，如强的松（或称泼尼松），以减轻炎症。对于症状严重的患者，可能需要更高剂量的皮质类固醇，甚至需要输液治疗。

（2）呼吸支持。为缓解呼吸困难，可以使用吸氧治疗。对于严重的呼吸衰竭，可能需要使用无创或有创通气支持。

（3）放射治疗技术的优化。使用 IMRT 或容积弧形调强放射治疗技术（volumetric modulated arc therapy，VMAT）来提高放射剂量的精度和均匀性，以减少对正常肺组织的损害。

（4）生活方式。避免吸烟，因为烟草会加重肺部的炎症。参与肺康复计划，通过物理治疗和呼吸练习，增强肺部功能。

（5）其他。定期进行肺功能测试，了解肺部的功能状况。

（六）放射性消化道副反应

放射性消化道副反应主要是由胃、小肠、大肠或直肠等消化道组织受到放射治疗的影响而产生的。

1. 消化不良、放射性胃炎、非复杂性胃溃疡、胃溃疡合并穿孔或梗阻

消化不良、放射性胃炎、非复杂性胃溃疡、胃溃疡合并穿孔或梗阻是胃癌

放疗常见的并发症，所以放疗前要进行充分准备，患者需要向医生及护士了解放疗步骤、放疗中可能出现的不良反应以及需要配合的事项，消除紧张恐惧心理，积极配合治疗；也可遵医嘱预防性使用组胺拮抗剂，如遇胃部突然不适、疼痛等，及时告知医务人员，及时处理，切不可隐瞒或自行处理，以免延误出血及穿孔的抢救时机，危及生命。

2. 恶心、呕吐、腹部绞痛、厌食

恶心、呕吐、腹部绞痛、厌食是肾癌和胰腺癌等中上腹部常见的放疗不良反应，虽然这些反应很常见，但是也不能掉以轻心，医生护士应在放疗前、中、后积极预防并发症的同时做好对症处理，可使用止吐药，也可适当给予抗酸剂等，每周至少检查一次血常规、血生化，监测体重，积极补液纠正脱水，可实施肠内营养支持，如空肠造瘘置管，也可静脉补充营养等支持治疗，避免因营养不良导致非计划中断放射治疗，影响疗效。通过积极的营养支持和止吐治疗，大部分胃肠道毒性反应是可以慢慢缓解的。

3. 食欲减退、消瘦、体重减轻

食欲减退、消瘦、体重减轻是肿瘤放疗患者常见的副反应，反应较轻可以耐受的先观察，同时要保证患者营养和能量摄入。除了考虑食物的营养价值，还要色香味俱佳，如果还是吃不下，可遵医嘱进行肠内肠外营养治疗。肠内营养治疗就是从鼻腔安置一根管子到胃内或空肠内，直接把食物或营养液注入体内，肠外营养治疗就是从静脉输注氨基酸、脂肪乳及各类营养素。若肿瘤放疗患者反应较重不能耐受则需要遵医嘱暂停放疗，并积极处理相关并发症，但是这种情况在临床上极少发生。

4. 肝功能异常

放射性肝炎是在肝脏及其周围器官放疗时才会引起的一种肝炎，与其他传染性肝炎不一样，它不具有传染性。急性放射性肝炎的并发症包括四肢无力、肝功能暂时损伤、恶心、呕吐（主要发生在肝左叶肿瘤放疗）、发热和各类血细胞减少，亚急性和晚期并发症就有可能发生肝衰竭、放射性肺炎、胃肠道出血等。在目前精准放疗（IGRT、IMRT）下大多数患者都只有轻微的反应，一旦有症状加重的苗头，主管医生应积极处理或暂停放疗。应注意的是，积极预防是关键，如肝衰竭这一严重的副反应可以通过患者的选择和谨慎的治疗计划来避免。

5. 消化道出血

放疗引起的消化道出血主要与周围器官的放射剂量有关，也会有个体差异，大多数患者十二指肠或胃的外照射剂量大于 55 Gy 时，才会出现严重的出血、穿孔等并发症，但是一般放疗都会在安全剂量内。少量出血者应严密观察生命体征、面色等，一旦出现大量出血，需暂停放疗，给予止血处理措施。

（七）放射性膀胱炎

放射性膀胱炎是指由放射治疗引发的膀胱炎症反应，常见于接受骨盆区域放射治疗的患者，如前列腺癌、膀胱癌、宫颈癌或其他盆腔肿瘤的患者。膀胱内壁覆盖有一层泌尿上皮细胞，其对放射线非常敏感，放射线会直接损伤这些上皮细胞，导致细胞功能障碍或死亡。同时，放射线还可以损伤膀胱黏膜下的微血管，引起黏膜充血和水肿。当患者出现放射性膀胱炎时，常见的副反应包括尿频、尿急、尿痛、血尿等。

放射性膀胱炎的预防和治疗方法如下：

（1）药物治疗。非甾体抗炎药（如布洛芬）可以用于缓解症状，抗胆碱药物可以减少尿频和尿急。在出现血尿时，需要口服或静脉注射安络血等止血药。

（2）液体管理。大量饮水有助于冲刷膀胱，降低尿中刺激物的浓度。避免摄入可能刺激膀胱的饮料，如咖啡、茶或碳酸饮料。

（3）导尿。在膀胱功能严重受损时，需要短时间地留置尿管以减轻症状。在出现严重的血尿或膀胱黏膜渗出时，可以进行生理盐水冲洗。

（4）放射治疗技术的优化。可利用 IMRT 或 VMAT 对肿瘤区域进行精确照射，减少对膀胱的辐射损伤。

（5）其他。定期进行尿常规、尿培养和超声检查。避免摄入酒精和辛辣食物，定期排尿，避免膀胱过度充盈。

（八）放射性阴道炎

放射性阴道炎常见于接受子宫、宫颈、阴道或盆腔其他区域放射治疗的女性患者，是宫颈癌、子宫内膜癌等放疗的常见并发症。按美国放射肿瘤治疗协会（radiation therapy oncology group，RTOG）分级，放射性阴道炎分为 0 级、Ⅰ级、Ⅱ级、Ⅲ级和Ⅳ级，分级主要依据阴道炎症的严重程度，由主管医师和主管护师鉴定。

放射性阴道炎的预防和治疗方法如下：

（1）局部护理。使用温和的无香皂或清水进行外阴清洗，避免使用任何化学或刺激性产品。考虑使用无刺激性的润滑剂以减少阴道干涩和不适，要避免性行为，直到症状完全缓解。

（2）药物治疗。甾体药物膏或凝胶可用于缓解局部炎症和疼痛，如果有感染的迹象，如分泌物异常或有恶臭，需要抗生素或抗真菌药物治疗。

（3）冷敷或坐浴。使用冷敷或温和的坐浴可以减轻疼痛和炎症。

（4）养生与生活方式。保持外阴清洁干燥，避免使用化学染料、香水或其他可能的刺激性物品，穿着宽松、透气的内裤，避免长时间坐或站。

（5）其他。进行定期妇科检查，及时发现和处理并发症或感染。

（九）放射性血细胞减少（骨髓抑制）

放射性血细胞减少又称为放射性骨髓抑制，是指由放射治疗引发的骨髓功能损伤，导致血细胞减少。骨髓是血细胞的主要生成地，包括红细胞、白细胞和血小板等。骨髓中的造血干细胞和其他干细胞对放射线特别敏感，因为它们具有高度的增殖能力。放射线可导致这些细胞的 DNA 损伤，使其无法正常分裂和行使功能。同时，放射线还可能损害骨髓的支持细胞和微血管，导致骨髓微环境的改变，进一步影响血细胞的生成。此外，长时间的放射损伤可能导致干细胞池减少，从而影响血细胞的长期生成能力。

放射性血细胞减少的预防和治疗方法如下：

（1）药物治疗。使用造血生长因子，如粒细胞集落刺激因子（G-CSF）或粒细胞－巨噬细胞集落刺激因子（GM-CSF），有助于刺激白细胞的生成。促红细胞生成素（EPO）可以用于刺激红细胞的生成。

（2）输血治疗。对于严重的贫血或血小板减少的患者，需要红细胞或血小板输血。

（3）骨髓或干细胞移植。对于严重的、不可逆的骨髓抑制，骨髓或造血干细胞移植是一种选择。

（4）放射治疗技术的优化。利用 IMRT、VMAT 或质子治疗，提高放射治疗的精度，尽量避免大面积的骨髓受照。避免连续、大剂量地放射照射骨髓密集区域，如骨盆或胸骨。

（5）其他。定期进行血常规检查，评估红细胞、白细胞和血小板的数量。监测患者的体温，及时识别和处理可能的感染。增强营养摄入，考虑使用免疫增强剂，增强机体的抵抗力。

二、放射治疗过程中患者的营养指导

营养作为维持身体健康和促进康复的重要因素，在放射治疗过程中尤为关键。一个科学合理的营养方案不仅可以减少患者放疗过程中承受的身体和心理病痛，还可以优化治疗效果、提高患者生活质量。

（一）放射治疗过程中患者营养支持的重要性

对放射治疗的患者进行营养支持，能防止机体营养状况进一步恶化，并保证患者机体可耐受手术、放疗或化疗等治疗措施，从而获得较好的远期治疗效果。研究显示，对术前发生营养不良的患者，在大手术前给予 7~14 天的营养支持有利于减少术后并发症，促进伤口愈合，缩短住院时间。

即便患者肿瘤已累及多个器官，机体消耗严重，营养支持也能起到减缓自身消耗的作用。大量研究发现，合理、有效地提供营养支持，并不会增加肿瘤复发率或转移率，降低生存率，反而可明显提高肿瘤患者术后营养和免疫状况，减少术后并发症和感染的发生，提高患者救治率，降低病死率、药占比及医疗支出，对大部分营养不良肿瘤患者具有积极意义。

因此，由中华医学会肠外肠内营养学分会发布的《肿瘤患者营养支持指南》强烈推荐："肿瘤患者一经确诊，即应进行营养风险筛查及营养评定，包括饮食调查、体重丢失量、体检、人体测量及实验室检查。营养风险筛查及营养评定在肿瘤患者治疗过程中应多次进行。"欧洲肠外肠内营养学会（欧洲临床营养代谢学会，The European Society for Clinical Nutrition and Metabolism，ESPEN）的《癌症患者营养指南》也指出："应尽早发现肿瘤患者的营养紊乱情况，建议定期评估患者的营养摄入、体重变化和体重指数（body mass index，BMI）并根据患者的临床情况实行重复评估。"

（二）放疗前患者营养管理

合理的营养治疗的前提是正确地评定每位肿瘤患者的个体营养状况，筛选出具备营养治疗适应证的患者，及时给予治疗。评定恶性肿瘤患者的营养状况，一般分初步筛查和综合评定两步，二者是延续的过程。筛查的主要目的是发现已发生营养不良（营养不足）或存在营养风险的患者，评定的主要目的是对营养状态的多种指标进行综合评定，为制订营养支持计划做准备。

肿瘤患者一经确诊，即应进行营养风险筛查。营养风险筛查在肿瘤患者治疗过程中应该多次进行。营养风险筛查 2002 量表（nutrition risk screening 2002，NRS 2002）是国际上广泛使用的营养风险筛查工具，被国内外多个营养学会推荐，而且应用相对简单易行。无营养风险者可直接进行抗肿瘤治疗即放疗，有营养风险者需要进行放疗前营养支持。

根据医院的条件或放疗医生的判断，决定是否进行患者主观整体评估（patient-generated subjective global assessment，PG-SGA）营养评定。根据营养评定结果对患者进行抗肿瘤治疗时，可疑营养不良患者需进行营养教育，中度营养不良患者需进行营养支持，重度营养不良者先进行 1~2 周营养支持后方可开始抗肿瘤治疗。放疗前患者营养管理流程如图 2.1 所示。

建议：放疗肿瘤患者入院推荐使用 NRS 2002 进行常规营养风险筛查以尽早识别营养风险；存在营养风险的患者可直接进入"制订营养支持计划"流程，必要时可进行 PG-SGA 营养评定。无营养风险患者应定期进行营养风险筛查。

（三）放疗中患者营养管理

存在营养风险或营养不良的肿瘤患者在接受放疗时需要进行营养干预。放疗期间出现不良反应、无法正常进食或进食量明显减少的患者应制订个体化营养支持计划，及时给予营养咨询，保证充足的营养摄入，以避免营养状态恶化和放疗中断。

每周对放疗患者进行营养监测，可采用 NRS 2002 进行营养风险筛查，必要时进行 PG-SGA 营养评定。RTOG 急性放射损伤分级标准作为放疗专科工具，其内容涵盖了对黏膜、食管、唾液腺等影响营养摄入因素的评级，为营养干预

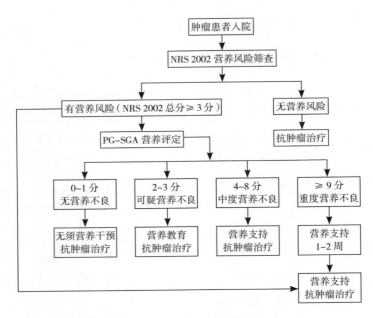

图 2.1　放疗前患者营养管理流程图

提供了进一步的依据。若与营养相关的 5 项 RTOG 急性放射损伤（表 2.1）单项出现 ≥ 2 级，则应立即给予营养干预；若与营养相关的 5 项 RTOG 急性放射损伤单项出现 ≥ 3 级，则应积极进行营养治疗。

表 2.1　RTOG 急性放射损伤分级标准（节选部分与营养相关）

项目	0 级	1 级	2 级	3 级	4 级
黏膜	无变化	轻度萎缩和干燥	中度萎缩和毛细血管扩张，无黏液	重度萎缩完全干燥，重度毛细血管扩张	溃疡
涎腺	无变化	轻度口干，对刺激有反应	中度口干，对刺激反应差	完全口干，对刺激无反应	纤维化
喉	无变化	声音嘶哑，轻度喉水肿	中度喉水肿，软骨炎	重度水肿，重度软骨炎	坏死
食管	无变化	轻度纤维化，轻度吞咽固体食物困难，无吞咽疼痛	不能正常进固体食物；进半固体食物；可能有扩张指征	严重纤维化，只能进流质；可有吞咽疼痛；需扩张	坏死／穿孔，瘘

项目	0级	1级	2级	3级	4级
小肠/大肠	无变化	轻度腹泻，轻度痉挛，轻度直肠分泌物增加或出血	中度腹泻和肠绞痛，大便＞5次/天，多量直肠黏膜或间断出血	梗阻或出血，需手术	坏死/穿孔，瘘

建议：在放疗过程中，患者的营养状况和放射性损伤分级会不断发生变化，需在综合评估患者营养状况下制订个体化营养支持方案，并定期进行再评价和治疗方案调整。

（四）放疗后患者营养管理

放疗后部分患者由于肿瘤未完全消退或出现放疗远期并发症，如头颈部放疗后口干、味觉改变，食管癌放疗后吞咽功能障碍、食管纤维化和狭窄等，可能出现营养风险和营养不良。因此，建议放疗患者放疗后应进行定期营养随访和营养监测，必要时给予营养治疗。

（1）营养随访。放疗后应由专业营养师或医护人员进行定期随访，建议每2~4周1次，持续3个月，或直至放疗引起的慢性不良反应、体重丢失或鼻饲管等问题得到妥善解决。随访内容包括但不局限于体重、饮食摄入量、营养补充剂摄入量及方式、不耐受症状等。随访方式包括电话随访、短信提醒、家庭访诊、定期开展出院教育等，其中电话随访或复诊的依从性更高。必要时建议给予放疗患者家庭营养治疗。

（2）营养监测。营养监测是营养支持疗效评价的重要依据。除各项反应指标的定期监测以外，放疗后定期进行营养筛查具有必要性，能及时发现由于放疗引起的体重下降和摄入不足等营养问题，尽早采取必要的干预措施。建议每月进行一次 NRS 2002 营养风险筛查，持续3个月。使用 NRS 2002 进行营养风险筛查，有营养风险者及时给予营养干预。若与营养相关的5项 RTOG 急性放射损伤单项出现≥2级，则应立即给予营养干预。

三、放射治疗的注意事项及心理指导

虽然放射治疗是现代肿瘤治疗的有力工具，但对于很多患者来说，它不仅是一次身体上的挑战，更是一次心理上的考验。治疗过程中患者可能出现的各种未知的身体反应，都可能在患者心中引起不同程度的焦虑和恐惧。这种情绪上的波动，可能会对治疗效果和患者的整体健康带来不良影响。因此，了解放射治疗的各种注意事项，加强对放疗患者的心理指导，可以更好地减少患者不必要的心理恐慌，帮助其建立积极放疗的信心和决心。

（一）放射治疗的注意事项

1. 放疗前注意事项

放射治疗前应指导患者加强营养，增强体质，戒烟戒酒。头颈部放疗前要洁齿，要使用氟制牙膏。应先拔除龋齿，待伤口愈合 7~10 天后才可进行放射治疗。

2. 放疗中注意事项

（1）遵医嘱按时进行放疗，不要随意增加或减少照射次数和剂量。

（2）进放射治疗室不能带入金属物品，如金属气管套管（改用塑料或硅胶气管套管）、手机、手表、钢笔等，有金属义齿的患者应先取下妥善保管。

（3）照射前按要求摆好体位后，不能移动，一直保持到照射结束。

（4）造血组织对放射线很敏感，因此放疗期间应每周查一次血常规，其中放射线对白细胞、血小板的影响较大，如果降低到正常水平以下，医生、护士应采取相应的措施。

（5）放疗期间患者体内有大量肿瘤代谢产物，应多喝水，每天2500~3000 mL，观察小便量，使代谢物尽快排出体内。

（6）放疗期间抵抗力下降，要尽量防止感冒。

（7）放疗后放射区内皮肤萎缩、变薄、软组织纤维化毛细血管扩张，可出现放射性的皮肤反应，故放疗期间应注意：

①保持局部皮肤清洁、干燥、防止感染。照射区皮肤避免机械或物理刺激，如不穿化纤衣服，选用全棉柔软内衣，避免冷热刺激，如热敷、冷敷等，勿用肥皂擦洗，避免粘贴胶布或涂刺激性、重金属药物。

②照射野画线十分重要，治疗期间切勿擦去，如发现褪色，告诉医生重新描画，切勿自行描记，以免发生意外伤害。

③放疗照射一定次数后，皮肤会有灼热、干燥、瘙痒的感觉，此时切忌搔抓，注意用电动剃须刀刮胡须，防止损伤皮肤造成感染。

④避免阳光直接照射，外出时可打遮阳伞，衣服不宜紧裹，应尽量敞开散热。

⑤凡是潮湿不透风的部位，放疗引起的皮肤反应多较重，如腋窝、腹股沟等部位，在放疗期间要注意保持干燥，注意通风。

（8）放疗期间应供给热量充足、蛋白质和维生素丰富的饮食，如蛋类、乳类、鱼类等，多吃新鲜蔬菜和水果；品种多样化，粗细粮搭配，不偏食；食物加工以蒸、煮、炖等易消化的方式为主，不用油炸、烧烤。

（9）注意饮食卫生，避免暴饮暴食，戒烟酒、浓茶、咖啡、辛辣等刺激性和粗糙、油腻的食物，不吃霉变发烂食物；合理安排进餐次数，每日五餐，以早、中、晚三餐为主，再加餐牛奶、点心，少量多餐。

（10）头颈部放疗患者，放疗期间由于腮腺及小唾液腺照射后功能抑制，口腔唾液分泌减少，出现口干，因而正常自洁作用消失，应注意口腔清洁，饮食前后及睡前用淡盐水含漱。

（11）腹腔、盆腔照射前应排空小便，减少膀胱反应。

（12）适当的活动有利于健康，并请注意调整好睡眠，注意按时午休，晚上 10 点前就寝，有利于身体的恢复。

（13）加强照射区域的功能锻炼，预防局部功能障碍。如头颈部放射治疗后练习张口、转颈运动；乳腺癌放射治疗后康复功能锻炼，胸部放射治疗后呼吸功能锻炼等。

3. 放疗后注意事项

（1）加强皮肤护理，避免摩擦及理化刺激。

（2）随时观察患者局部及全身情况。

（3）注意口腔卫生，用含氟牙膏软毛牙刷刷牙。口腔受照射后 2 年内不能拔牙，以防止放射治疗后因牙床血管萎缩、牙齿坏疽而引发骨髓炎。

（二）放射治疗患者的心理指导

放射治疗可以有效地控制和减少肿瘤的生长，然而放射治疗过程对患者来说可能是一次心理和生理的挑战。在这种情况下，医务人员需要为患者提供必要的心理支持和指导，帮助他们应对治疗过程中可能出现的各种情感和心理压力。

（1）了解患者的需求和担忧。在开始放射治疗之前，医务人员首先需要通过与患者及其家属的面对面交流，了解患者的个人背景、家庭状况、治疗历史以及患者及其家人对放射治疗的期望和担忧。每个患者都是独特的，他们的情感和心理状态可能会因人而异。因此，个性化的心理指导计划非常重要。

（2）提供全面的信息。在放射治疗过程中，一些患者可能会对放射治疗过程、副作用和可能的并发症感到担忧和不安。医务人员应该向患者详细全面介绍放射治疗的工作原理、治疗计划、治疗时间表以及可能的副作用。提供透明、可理解的信息有助于降低患者的焦虑不安。

（3）情感管理。在放射治疗过程中，患者可能会面临各种情感层面的波动。医务人员可以教授患者一些情感管理和心理应对策略，帮助他们应对焦虑、恐惧和其他情感困扰。包括深呼吸、渐进性肌肉松弛、冥想和正念练习等。这些技巧有助于患者在治疗过程中保持冷静，减轻情感压力。

（4）建立家人支持系统。医务人员应该鼓励家人、亲属和朋友与患者积极沟通，为患者提供足够多的情感支持，必要时还可以请心理咨询专业人士对患者进行心理辅导。

（5）维护患者个人形象和自尊心。放射治疗会导致患者个人外貌形象发生一些改变，如脱发、皮肤问题或体重变化等。这些变化都可能对患者的自尊心产生负面影响。医务人员可以与患者积极沟通，并提供相关的建议，比如建议患者戴假发、头巾，加强皮肤护理等，以减轻患者因形象变化而产生的自卑感。

（6）监测和评估心理健康。在放射治疗期间，医务人员应使用标准化的心理评估工具，定期监测和评估患者的心理健康状况。如果发现患者出现严重的心理健康问题，如抑郁症或焦虑症等，医务人员应该及时引导他们寻求专业心理治疗或心理药物治疗。

参考文献

［1］张瑜.放射性肺损伤物理学及临床相关因素的研究及进展［D］.重庆：
    重庆医科大学，2014.

［2］吴秋梅，卢碧芬，郭月燕，等 . 系统营养支持对鼻咽癌放射治疗患者营养状况和放射治疗毒副反应的影响［J］. 医疗装备，2023，36（9）：157-160.

［3］江承川，李茉莉，刘莎，等 . 不同剂量调强放疗联合同步化疗对局部晚期肺癌患者生存期和毒副反应的影响［J］. 中国医学物理学杂志，2022，39（11）：1345-1348.

［4］王蕊，罗冰芝，季志全 . 探讨综合心理护理干预对放疗期间鼻咽癌患者的作用效果［J］. 心理月刊，2021（12）：179-180.

［5］刘海峰 . 综合护理干预对减轻脑瘤术后放化疗患者毒副作用和提升生活质量的影响［J］. 临床医学研究与实践，2019，4（13）：168-170.

［6］黄春兰 . 宫颈癌放射治疗副反应的护理［J］. 医学信息，2014（33）：179-180.

［7］陈凡平，李晓军 . 妇科恶性肿瘤放射治疗副反应及并发症概况［J］. 国际医药卫生导报，2009，15（18）：117-118.

［8］郝志梅，李爱明 . 追踪营养护理在食管癌放射治疗患者中的应用效果［J］. 中国民康医学，2023，35（14）：166-169.

［9］虞娅，彭正燕，归冠，等 . 全程营养支持对宫颈癌放射治疗患者营养指标及血液学指标的影响［J］. 临床医药实践，2023，32（9）：713-716.

［10］中国抗癌协会肿瘤营养专业委员会，中华医学会放射肿瘤治疗学分会，中国医师协会放射肿瘤治疗医师分会 . 肿瘤放射治疗患者营养治疗指南（2022年）［J］. 肿瘤代谢与营养电子杂志，2023，10（2）：199-207.

［11］胡小翠，常晓畅，邹艳辉，等 . 食管癌放射治疗期间的营养支持研究［J］. 现代肿瘤医学，2011，19（8）：1578-1580.

［12］匡浩，李涛 . 肿瘤放射治疗营养——研究与思考［J］. 肿瘤代谢与营养电子杂志，2023，10（2）：166-171.

［13］张学丽，万杰，王亮 . 肺癌患者的心理问题及健康指导［J］. 吉林医学，2009，30（17）：2038-2039.

［14］左新颖，刘莉，金釜 . 临床路径指导下心理干预对食管癌放疗患者生活质量的影响［J］. 中国肿瘤临床与康复，2017，24（6）：742-745.

第三章
头颈部肿瘤的放射治疗

一、头颈部肿瘤放射治疗概述

头颈部肿瘤，涵盖了位于口腔、咽喉、鼻腔及其他颈部组织的多种类型的癌症，因其关乎多功能组织和器官而成为治疗中的一大挑战。放射治疗作为头颈部肿瘤治疗中的主要手段，以其独特的优势与治疗策略，已广泛应用于不同阶段与类型的头颈部癌症治疗中。

常见的头颈部肿瘤，主要包括颈部肿瘤、耳鼻喉科肿瘤以及口腔颌面部肿瘤三大部分。颈部肿瘤在综合性医院属于普通外科，比较常见的就是甲状腺肿瘤；耳鼻喉科肿瘤常见的有喉癌、副鼻窦癌等；口腔颌面部肿瘤常见的为各种口腔癌，如舌癌、牙龈癌、颊癌等。因此，头颈部发生的肿瘤，其原发部位和病理类型之多，居全身肿瘤之首。同时，头颈部重要器官比较集中，解剖关系复杂，治疗方法各异。

在头颈部肿瘤选择放射治疗时，应注意以下几点：

（1）对于早期的头颈部肿瘤，特别是处在吞咽功能关键区域的肿瘤，放射治疗因其能够保护正常组织和功能，常成为首选的治疗方式。使用精确的定位和高精度的射束，放射治疗致力于在最大限度减少对正常组织损伤的同时，实现对肿瘤的精确打击。

（2）在中至晚期头颈部肿瘤的治疗中，放射治疗常常与化疗或生物治疗相结合，形成综合治疗模式，以提高局部控制率和总生存率。

（3）特定的治疗方案会考虑到肿瘤的类型、阶段、患者的总体健康状况以及可能的并发症风险。在一些情况下，尤其是当肿瘤侵犯到关键解剖结构或者患者不适合进行手术时，放射治疗可作为一种保留器官功能的治疗方式，旨在提供一种平衡的治疗策略，兼顾生存率和生活质量。

（4）在实施放射治疗的过程中，技术的选择和方案的制订是至关重要的。使用例如 IMRT、IGRT 或 VMAT 等先进技术，能够提高剂量的分布精度，从而在保护正常组织的同时，为肿瘤提供足够的治疗剂量。

（5）头颈部丰富的解剖结构，要求在放射治疗中充分考虑对正常组织和关键器官（如脊髓、食管和甲状腺等）的保护。通过精细的剂量计划和严格的治疗过程管理，最大限度降低对正常组织的辐射副反应。

二、头颈部肿瘤的体位固定

头颈部肿瘤放疗时，多采取仰卧位，头、肩垫合适角度的头枕、肩枕，热塑面罩固定。患者的头部通过专用的支架或者定制的模具保持稳定，确保每次治疗的定位重复性。在部分需要避免一些关键结构或者对特定区域进行强化治疗的情况下，可以考虑采用侧卧位或其他非标准体位，例如，若患者存在特定的骨骼异常或由于手术造成的特定结构变化等。不论采用哪种体位，关键在于保证患者在整个治疗过程中的舒适度和治疗的准确性，确保放疗光束精准投放到目标区域，最大限度减少对周边正常组织的损害。

（一）体位固定前准备

固定装置制作前准备工作如下：

（1）要求患者剪短头发，避免发辫等可能干扰体位固定稳定性的发型。并且固定前，要求患者去掉耳环、项链、发卡等所有饰品。

（2）要求患者上身穿着单件、低领的棉质内衣（男性患者可上身裸露），确保颈部至锁骨上下区域皮肤充分暴露，但要注意女性患者的胸部隐私保护。

（3）建议患者固定前摘除金属牙冠，及时处理龋齿残根和活动性智齿等问题，消除可能的不稳定因素。

（4）在进入模拟机房之前，患者应在等候区穿上专用拖鞋耐心等候。

（5）在着手制作固定装置之前，技师有责任向患者详细解释固定装置制作的目的和作用，同时向患者嘱咐制作过程中的注意事项。

（6）认真查看体位固定申请单，核查患者的基础信息，并确认体位定位的具体要求。

（7）在引导患者进入模拟机房时，务必再次确认患者的个人信息。

（二）体位固定实施

在头颈部肿瘤放疗的体位固定阶段，保证患者位置的精准一致性至关重要。头颈部肿瘤放疗具体的体位固定步骤如下：

（1）底板准备及标识对准。精确摆放头颈肩底板，确保底板正中标识线与横纵轴激光线严格重合，为后续的面罩固定和定位提供精确的基准。

（2）传统面罩与头枕的联合固定。选取与患者颈部生理曲度高度匹配的头枕，并由治疗师托住患者颈部，协助其平缓地躺下。在躺卧过程中，患者双手应放于体侧，掌心紧贴大腿两侧，以确保整体位置的稳定性。

（3）面罩与发泡胶垫的联合固定。

①固定板的放置。确保碳纤维板在头部和背部的位置都装配了定位泡沫垫的限位装置，如图 3.1 所示。

②限位边框的安装。在固定架上准确放置限位边框，为后续泡沫材料提供稳定的边界，如图 3.2 所示。

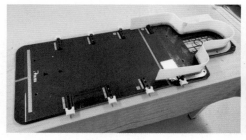
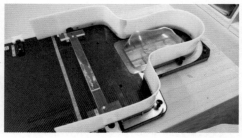

图 3.1　装配了定位泡沫垫的碳纤维板　　　　图 3.2　限位边框

③塑料薄膜袋的摆放。在限位边框内平铺固定塑料薄膜袋，以确保泡沫材料在膨胀过程中有充足的空间并防止外溢，如图 3.3 所示。

④泡沫头枕及泡沫垫的固定。泡沫头枕和泡沫垫用来支撑和固定头部及背部，在液态发泡胶凝固后可以提供额外的固定稳定性。

⑤患者体位的调整。治疗师要耐心调整患者的体位，使之处在一个自然舒

适的状态。确保肩部紧靠固定框架，并在位置调整妥当后，指示患者保持固定姿势，如图 3.4 所示。

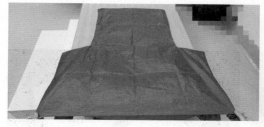 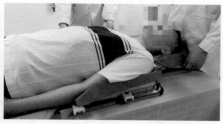

图 3.3　放置塑料薄膜袋　　　　　　　　图 3.4　调整患者体位

⑥混合液体的准备。将 B 料以均匀的速度倒入 A 料中，密封并均匀摇晃约 10 秒钟，确保反应剂与催化剂的比例恒定为 1 ∶ 1，如图 3.5 所示。

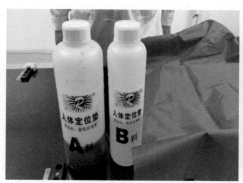 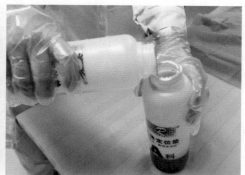

图 3.5　发泡胶混合液体

⑦混合物的投放。将均匀混合的液体倒入薄膜袋中，并将发泡混合剂慢慢涂抹均匀。

⑧塑形。待发泡剂膨胀、塑形并固化后，切除和修整周围多余的边角料，然后让患者躺卧在定型的发泡胶垫上，并使用头颈肩热塑膜进行综合固定，如图 3.6 所示。

（4）口腔支架的使用。在头颈部肿瘤放疗过程中，使用口腔支

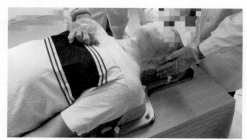

图 3.6　塑形

架是为了保障患者头颈部位的精准定位和稳定性。目前个体化的口咬器装置有热塑型口咬器（图 3.7）、牙模型口咬器（图 3.8）和 3D 打印口咬器（图 3.9）等。如果需要使用口腔支架，制作热塑面罩时应先准备好并咬合在口中，再训练患者正确使用口腔支架。

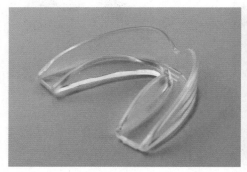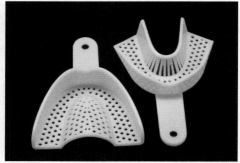

图 3.7　热塑型口咬器

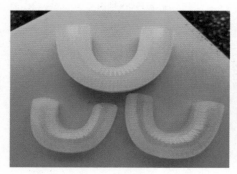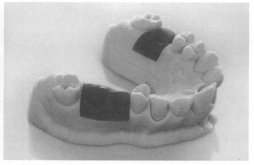

图 3.8　牙模型口咬器　　　　　图 3.9　3D 打印口咬器

（5）热塑面罩的制作。在确保患者体位正确的前提下，制作热塑面罩成了一个关键环节。患者的头部、颈部和胸部应通过激光灯辅助进行精确摆位，确保身体正中线与纵向激光线重合，同时保证两侧外耳孔处于同一水平面上，下颌轻微上仰（避免过度上仰以减少小脑照射区域），且双肩松弛，自然下垂，掌面轻轻贴于大腿两侧，保持一种尽可能自然舒适的状态。

热塑面罩的制作步骤如下：

①热塑膜材料的准备。将低温热塑膜材料放置在 70 ℃的恒温水箱中静置

2~5 分钟，直到其完全透明软化，或选择使用低温加热烤箱进行材料软化，如图 3.10 所示。

②热塑膜的处理。取出软化的热塑膜后，将其放置在工作台面的浴巾上，并用毛巾轻轻拭去表面的水分，如图 3.11 所示。

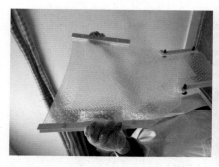 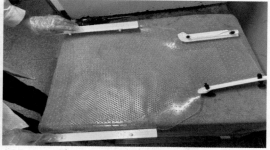

图 3.10　软化的热塑膜　　　　　　图 3.11　擦拭热塑膜表面的水分

③热塑膜的定位与固定。先提醒患者做好准备，随后将软化的热塑膜覆盖在其头部、面部和颈部的相应部位。需要两名治疗师协同合作，将热塑膜固定栓固定到体位固定架的底板上，如图 3.12 所示。

④热塑膜的塑形。在热塑膜尚未冷却成形之前，反复轻压患者的眉弓、鼻梁、鼻翼、下颌和锁骨等轮廓较为明显的部位，保证热塑膜的形态与患者体表轮廓高度一致，并最大限度减小体表与热塑膜之间的空隙，如图 3.13 所示。

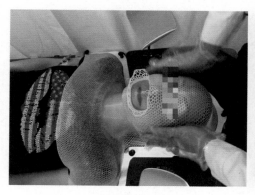 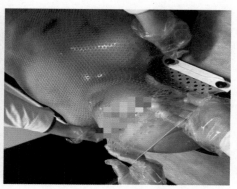

图 3.12　开始塑形　　　　　　图 3.13　按压眉弓、鼻梁等位置

⑤热塑膜的冷却固定。保持热塑膜的位置，让其冷却 15~20 分钟，也可适

时使用冷风机或湿冷毛巾以加速热塑膜的冷却过程。待热塑膜完全硬化成形后，解开固定卡扣，完成热塑膜的制作，如图3.14所示。

⑥热塑膜的标记。利用标记胶纸记录患者的姓名、病案号、枕头型号和热塑膜制作日期等关键信息，并将其粘贴在热塑膜和发泡胶固定垫的指定位置，如图3.15所示。

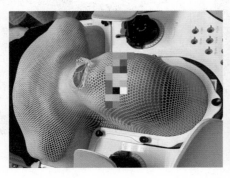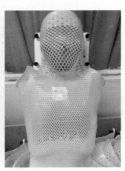

图3.14　热塑膜冷却固定　　　　图3.15　热塑膜标记

三、头颈部肿瘤的模拟定位

头颈部肿瘤的模拟定位至关重要，是确保放射治疗准确性、减少对正常组织的辐射损害的关键所在。医护人员通过模拟定位过程中的精确测量和图像采集，可以明确肿瘤的位置和形状，以及肿瘤与周围正常组织的几何关系。同时，通过模拟定位也能制订出一套标准化的体位复位方案，确保在后续的放疗过程中，患者的体位能够与模拟定位时的体位保持高度一致。

（一）常规模拟机定位

1. 常规模拟机定位原则

头颈部肿瘤的模拟机定位常采用等中心照射，患者仰卧（平躺）在模拟定位机床面上，也可取俯卧位，但俯卧位的重复性较仰卧位差。然后通过激光灯指示尽量使患者体位平直。体位固定用真空垫或固定器加体膜等方式固定。

2. 常规模拟机定位方法

（1）前后对穿野等中心定位。前后对穿野等中心定位常用于术前、术后放疗，单纯放疗或者姑息放疗患者。具体方法为：

①床角0°，机架角0°，患者身体中线与模拟机正中矢状激光线对齐，患者吞咽一口钡剂，再含一口钡剂，通过显示器透视观察显示的病变，调整模拟机床的纵向和横向位置，使射线束中心轴与肿瘤中心重合，如图3.16所示。

②旋转模拟机机架到90°或270°，调整模拟机床的高度，通过透视荧光屏，观察射线束再次与肿瘤中心重合，模拟机机架转回0°，用模拟机"#"字线确定照射野上下左右界，照射野一般在肿瘤上下各放3~4 cm，野宽根据CT片或者X线平片一般为7~8 cm，并在体表做标记，即前照射野，记录垂直源皮距、床高、射野大小、准直器角度、机架角度。根据源皮距和床高计算前野和后野的靶区中心的照射深度，此后模拟机的床左右不能移动，后野机架角度为180°，如图3.17所示。

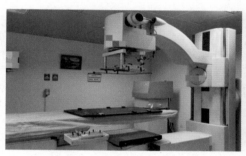

图3.16　床角0°，机架角0°　　　　　　图3.17　模拟机

（2）一前野、两后斜野等中心定位。一前野、两后斜野等中心定位可使治疗过程的体位获得较好的重复性，摆位简单方便。具体方法为：

①等中心定位法同前后对穿野等中心定位，如图3.18所示。

②机架向患者右侧转至310°，如果病灶中心有偏移，旋转过程中调整床高使"#"字形野中心点与病灶中心始终保持一致，旋转角度后不能平移床面，旋转准直器角度使射野避开脊髓，同时与患者食

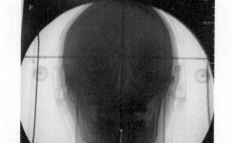

图3.18　等中心定位法

管走向尽量一致。斜野宽度通常为 5~6 cm。

③机架角转至 130°，旋转准直器角度与前斜野互为对称角度，使照射野避开脊髓，调整后斜野大小使其与前斜野大小保持一致。

④机架 0°，再次观察照射范围，标注零位入射点并测量零位源皮距（或升床高度）；在患者真空垫或皮肤表面两侧标注水平激光摆位"十字点"。

⑤测量后斜野深度，机架旋转至 310° 并标注治疗入射点，嘱咐患者坐起测量源至真空垫的距离，最后算出后斜野照射深度 = 源垫距 – 源轴距。

⑥记录各照射野角度、准直器转角及照射深度等治疗参数。

3. 常规模拟机定位的优缺点

常规模拟机通常基于 X 线成像技术，通过放射线穿透患者体内，产生二维的放射学图像，为放射治疗的定位提供基本参考。其主要优势在于操作简便、快速并能在一定程度上确定病灶所在，为后续治疗计划的制订提供基本的、初步的解剖参考信息。在肿瘤大致范围的定位和疗程计划的初步设计方面，常规模拟机定位展现出了其不可替代的便利性和实用性。

但随着放射治疗技术的不断进步和医学成像技术的日益精细化，常规模拟机定位在头颈部肿瘤治疗中的局限性也日益明显。首先，由于常规模拟定位是基于二维影像，对头颈部肿瘤深度信息的获取较为有限，因此无法精确勾画肿瘤的三维病灶。尤其在头颈部这一解剖结构最为复杂的区域，多个重要器官和组织相互紧密分布，其间的明确划界在二维影像上的表现不尽如人意。其次，常规模拟机无法很好地区分肿瘤和某些正常组织在密度上的微小差异，这在制订治疗计划时容易导致正常组织的过量照射或肿瘤组织的剂量不足。最后，由于头颈部的解剖位置特殊，常规模拟机定位在确定一些边界模糊的病灶时，可能无法完全确保其准确性，从而使后续治疗可能存在一些偏差。

（二）CT 模拟机定位

1.CT 模拟机定位原则

头颈部 CT 模拟机定位时，患者通常采取仰卧体位，用头部固定架和肩部固定带来确保头部和颈部的稳定性，减少治疗过程中可能出现的移动和偏差。患者的头部应该轻微地向后仰，以使颈部稍微伸展，更好地分离颈部的解剖结构，并确保放射治疗计划中的关键结构得到充分考虑。患者的双手通常放在身体的两侧或者放在身体上方，以减少体干的运动并确保治疗的精度。在CT扫描过程中，应当采用合适的层厚、间距和适当的对比剂，以便精确地描述肿瘤的位置和大小以及其相对于周边正常组织的关系。通过使用CT图像的三维重建功能，能够在三个维度上精确勾画出肿瘤和正常结构的形状，这对于制订后续的放射治疗计划至关重要。在此基础上，将进行进一步的剂量学计划设计，包括确定照射的技术路线、计算各照射场的剂量分布等。

2.CT模拟机定位方法

（1）CT模拟的体位固定及摆位。

①将体位固定装置底板置于CT定位床板上，并用激光对齐方式把体位固定装置摆正，如图3.19所示。

②将患者使用的枕头、水活化枕或发泡胶固定垫放在固定装置的相应部位，指导患者背向CT机架坐上定位床，

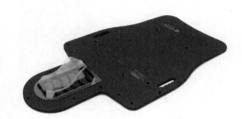

图3.19　放置固定板

患者双眼平视前方，治疗师扶住患者背部协助其慢慢向后躺下，仔细调整患者位置，使其与头枕或固定垫吻合，如图3.20所示。

③给患者戴上头颈肩热塑膜，嘱患者轻微移动下颌和颈部位置，调整热塑膜与患者轮廓使其贴合，检查患者头颈肩各部位外轮廓与热塑膜是否贴合，如完全贴合，由两名治疗师配合将固定膜的固定锁扣锁紧，如图3.21所示。

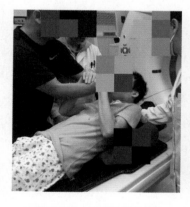
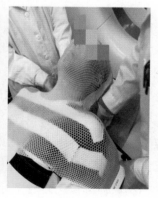

图3.20　调整患者位置　　　图3.21　给患者戴上热塑膜

④将 CT 外置激光系统复位置零，调整体位固定架使患者正中矢状线与纵轴激光线对齐。调整定位床的位置，使三个激光"十"字交叉点尽可能落在鼻咽靶区中心区域附近，如图 3.22 所示。

⑤在三个"十"字交叉点区域贴上胶纸并画上"十"字标记线、放置金属小球作为标记点，并与激光线交叉点完全重合，如图 3.23 所示。

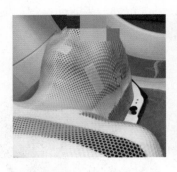 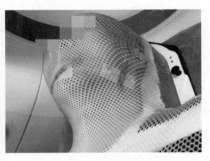

图 3.22　将"十"字激光调整在鼻咽靶区附近　　图 3.23　画好"十"字标记线并贴上胶纸

⑥向扫描孔径方向移动 CT 定位床让患者头顶距离内置激光扫描层面约 2 cm，确认患者位置无误后，回到操作室。

（2）CT 模拟定位的扫描及图像传输。

①在 CT 控制系统中输入患者信息，对患者进行建档，设定头颈部扫描程序，设置扫描体位（一般为仰卧位，头先进），获取患者扫描部位冠状面 CT 定位图像（至少包括头顶至锁骨下 5 cm 区域）。再次通过冠状面定位图像确认患者位置是否有倾斜。

②根据医嘱在冠状面定位图像上设置扫描范围。确保扫描扩展视野（FOV）足够覆盖患者肩部最宽处，以保证患者轮廓完整性，如图 3.24 所示。

③设置 CT 的层厚和层距都是 3 mm，并注意选择起始扫描层面与等中心标记层面的距离是 3 mm 的倍数，以确保扫描层面刚好落在等中心标记点。

④扫描参数一般设置为管电流 200~250 mA，管电压为 120~140 kV，对于未成年人应酌情降低管电压为 60~120 kV。

⑤头颈部 CT 定位一般采用平扫加增强，先采集平扫图像，后采集增强扫描图像，平扫和增强都采用同一坐标系，扫描过程中严密观察患者情况。

⑥进行增强 CT 扫描前，需启动高压注射器，通过静脉针头注入 CT 扫描

对比剂。成人注射速率为 2.0 mL/s，儿童一般为 1.0 mL/s；成人对比剂使用量为 100 mL，儿童用量不超过 2 mL/kg；头颈部肿瘤 CT 定位的扫描延迟一般为 38~45 秒，扫描过程中严密观察患者情况，扫描结束后，确认 CT 影像上三个金属标记位于同一层面,且两侧金属标记的连线平行于 CT 床面,如图 3.25 所示。

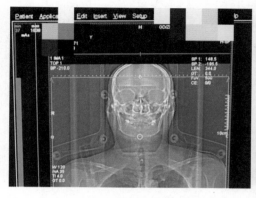

图 3.24　定位像上设置扫描范围

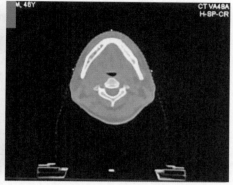

图 3.25　三个金属标记在同一层面

⑦扫描结束后应安置好患者，嘱其保管好固定装置并告知放疗期间需保持体表的标记线清晰。在候诊区休息观察 30 分钟，确认没有造影剂的不良反应后方可让患者离开。

⑧扫描后的图像经系统自动重建后，检查图像是否符合要求，确认无误后按科室要求将医学数字成像和通信（digital imaging and communications in medicine，DICOM）图像资料传输到放疗网络服务器。

3.CT 模拟机定位优缺点

CT 模拟定位因其高度精确的图像分辨率和优秀的空间定位能力，在头颈部肿瘤放疗计划制订中，能够提供精确的解剖信息和明确的肿瘤界定。通过 CT 模拟定位，可以借助三维立体图像全面展示病灶的大小、形态及其与周围正常组织的关系，从而极大地提高了放射治疗的精确性，保证治疗计划的精确制订，避免了不必要的正常组织损伤。而且，CT 模拟的三维图像重建技术，能够在多个平面上进行重建和测量，帮助医师更准确地进行靶区的勾画，避免了因为传统二维成像设备带来的结构重叠问题。与此同时，其对比度优势能够协助医师在一些情况下更好地分辨肿瘤和正常组织，如对淋巴结的观察等。

尽管CT模拟机能提供精细的解剖结构图像，但其较差的软组织对比尤其是对一些小的，或者与周围组织对比不明显的肿瘤的辨识能力有限。某些情况下可能需借助MRI或PET-CT等其他成像方式提高诊断的敏感性和特异性。此外，CT扫描本身即涉及一定量的辐射暴露，虽然在诊断过程中这种暴露被认为是可接受的，但特殊人群如孕妇和儿童使用时需慎重考虑。最后，在某些特定情况下，CT图像的获取可能受到金属植入物的影响，进而造成图像在某些区域的失真，为进一步的评估和计划制订带来了一定的困难。

（三）MRI模拟定位

1.MRI模拟定位原则

头颈部肿瘤MRI模拟定位时，患者需在模拟定位过程中采取与治疗相一致的体位，并运用适当的体位固定装置确保治疗过程中的稳定性。MRI图像的获取需要选择适当的序列和平面，以最直观准确地反映肿瘤的位置、大小和形态。在MRI定位过程中，技师必须确保图像的清晰度和精确度满足治疗方案的需要。由于MRI不存在CT所带来的辐射暴露问题，因此对敏感人群的应用更为安全。不过，由于MRI无法直接提供电子密度信息，常需配合CT图像以便计算放疗计划中的剂量。

2.MRI模拟定位方法

（1）MR模拟的摆位。摆位程序与在CT模拟机房摆位时一致，具体步骤如下：

①向患者说明MR模拟定位时的注意事项，确定患者体表及体内无MR不兼容的金属制品。

②在扫描软件中选择默认定位激光为外置激光，打开MR外置激光系统，并将激光系统复位，如图3.26所示。

③按照CT模拟定位时标记在热塑膜上的三个"十"字标记，利

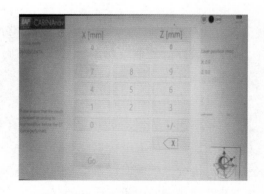

图3.26 外置激光复位

用外置激光定位系统为患者摆位，摆位方法与 CT 定位时一样。摆位结束后，放置 MR 前部线圈，调整前部线圈放置的高度，使得线圈尽可能贴近人体，但又不会接触到人体轮廓。

④利用激光定位系统，将患者送入磁体中心。随后关闭高压注射器显示界面，使其处于息屏状态，如图 3.27 所示。

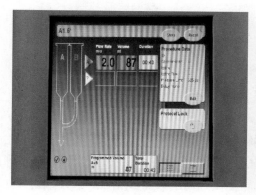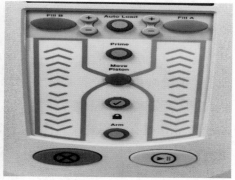

图 3.27　高压注射器息屏前后

⑤确认患者安全后，返回操作室，并关闭扫描间内的外置激光系统。

（2）MR 模拟定位的扫描及图像传输。

①在 MR 控制系统中输入患者信息，为患者建档。选择头颈部扫描卡片。获取患者扫描部位的定位像（冠状面、横断面、矢状面），一般将定位像 FOV 开到 MR 机器允许的最大范围，方便后续定位。

②根据医嘱在三个断面的定位像上设置扫描范围，并把扫描框中心置于三个断面上的人体几何中心位置。一般上界为头顶，下界到锁骨下 2 cm。

③设置 MR 的扫描参数，一般常用扫描序列为 T1、T2、T1 增强及 T1 压脂增强。所有序列的扫描层厚为 3 mm，层间距为 0~0.5 mm。随后在参数栏中确认扫描框在三个方向上无旋转，角度都为 0°。

④头颈部 MR 定位一般为平扫加增强，先采集平扫图像，后采集增强图像。平扫结束后，需确定图像中无干扰图像质量的伪影，随后才可行增强扫描。扫描过程中严密观察患者情况。

⑤行增强扫描前，确定注射器的注射速率及对比剂的体积。一般成人注射速率为 1.0 mL/s，儿童为 0.6 mL/s。注射对比剂的体积根据患者体重决定，一

般为 0.2 mL/kg。头颈部 MR 定位增强扫描延迟时间一般为 1 分钟。

⑥扫描结束后应安置好患者，嘱其将固定装置放置于保管处，并告知放疗期间需保持体表的标记线清晰。在候诊区休息观察 30 分钟，确认没有造影剂的不良反应后方可让患者离开。

⑦扫描后的图像经系统自动重建后，检查图像是否符合要求，确认无误后按科室要求通过网络系统将 DICOM 图像资料传输到放疗网络服务器。

3.MRI 模拟定位优缺点

MRI 以其卓越的软组织分辨率而闻名，对于头颈部的肿瘤及其周围的解剖结构，如肌肉、血管、腺体和神经等，能够提供极为详细和清晰的图像，这是 CT 等其他影像学技术很难实现的。

但 MRI 也有一些缺点。首先，MRI 的成本相对较高，并且在扫描过程中患者需保持较长时间的静止状态，这对于一些无法保持体位稳定的患者来说，可能存在一定困难。其次，尽管 MRI 能提供优秀的软组织对比，但其无法直接提供电子密度信息。因此，通常 MRI 图像需与 CT 图像进行融合以用于放疗规划，这也可能带来一些额外的技术挑战和时间成本。

四、头颈部肿瘤的体位验证

放疗计划完成后，需在 CT 模拟定位机或 X 线模拟定位机进行位置模拟验证，也称复位。通过坐标系统移动将 CT 定位等中心转换到治疗坐标等中心。

（一）常规模拟定位机验证

（1）向患者解释模拟定位机复位的步骤和重要性，以便患者更好地配合。

（2）按照 CT 模拟定位时的摆位要求，根据热塑膜上的三个"十"字标记，利用激光定位系统为患者摆位，摆位方法与 CT 定位时一样，确认机架旋转路径无障碍物，机架旋转不会与患者和定位床发生碰撞。

（3）离开定位机房，关上防护门，确保定位机房内只有患者本人，并核实定位床上患者的安全。

（4）在模拟定位工作站输入患者信息和模拟复位的机器参数。

（5）在机架 0° 时，执行正位复位各参数，进行曝光，获取正位 X 线影像，与工作站传输的正位数字重建放射影像（digital reconstructed radiography，DRR）进行比对，如图 3.28 所示。

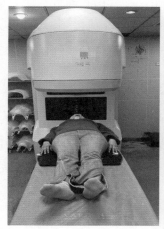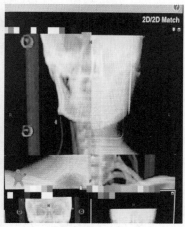

图 3.28　拍摄正位影像

（6）旋转机架至 90°，执行侧位复位各参数，进行曝光，获取侧位 X 线影像，与治疗计划工作站传输的侧位 DRR 图像进行比对，如图 3.29 所示。

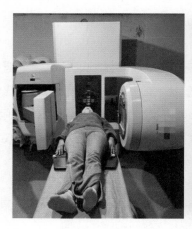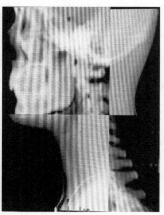

图 3.29　拍摄侧位影像

（7）通过正侧位图像观察等中心的一致性和射野内各部位骨性标志的重合性，由现场医生在线确认无误后将影像资料保存到服务器，也可由治疗师将复位图像传输至放疗信息系统由医生离线进行审核确认。

（8）对于计划等中心与定位等中心不一致的情况，须按定位等中心执行摆位后按复位参数移动治疗床，将治疗等中心对齐定位激光十字线，并获取影像确认位置正确后，在热塑膜上重新标注出治疗等中心的三个"十"字标记。

（9）在患者热塑膜上读取机架"0"位SSD的大小并做好记录。

（10）按要求在纸质或信息系统中填写好复位记录。

（二）CT模拟定位机验证

CT模拟定位机上复位，摆位及扫描方式与定位时一样，然后比对定位与复位的两次扫描相对应层面的CT图像是否一致。如果放疗计划等中心点坐标与定位的等中心坐标不同，则需要按参数来移动床位后再扫描，然后再比对相对应层面的CT图像是否一致。

五、头颈部肿瘤的放疗实施

治疗机上验证和治疗实施是放射治疗流程中最后的环节，也是放射治疗关乎成败的重要步骤，务必精益求精，严格按流程和规范执行，严格执行双人摆位，双人核对。

（一）治疗前位置验证

目前临床使用的验证方式有慢感光胶片双曝光验证、电子射野影像装置（electronics portal image device，EPID）验证、2D正交MV验证，2D正交KV验证、锥形束CT（cone beam computed toenography，CBCT）和TOMO治疗机MVCT验证等，在此仅介绍较为常用的EPID验证、2D正交MV、KV验证和CBCT验证。

（1）EPID验证。

①按照CT模拟定位的摆位方式及摆位要求进行摆位。

② EPID验证采用双曝光法，一次照射需采用较大方形照射野获取患者照射部位邻近的解剖结构信息，再次曝光一般采用大小为10 cm×10 cm的射野来获取靶区附近兴趣区域的边界信息，与计划系统的DRR图像进行对比验证。

（2）2D正交MV、KV验证（图3.30）。

①按照CT模拟定位的摆位方式及摆位要求进行摆位。

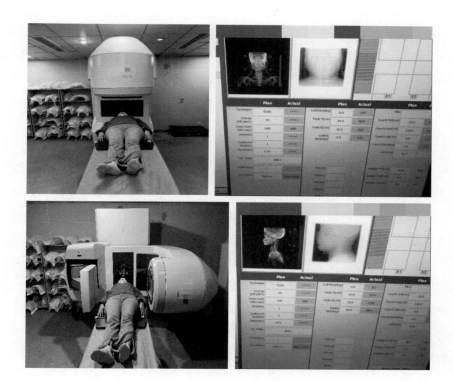

图 3.30　拍摄 MV 正侧位验证平片

②伸出影像探测板。

③确认安全，离开治疗机房。

④操作室获取正位和侧位 MV 级 /KV 级图像

⑤与参考影像（DRRs）匹配（执行自动或手动配准，自动配准必须人工确认）。

⑥计算摆位误差。

⑦分析位置误差并查找原因，确保位置符合临床要求。

⑧收回影像探测板。

（3）CBCT 验证。

将治疗体位下获取的 CBCT 图像与计划 CT 参考图像进行在线配准，计算位置误差，确认治疗位置精度。具体步骤如下：

①在计划系统加入 CBCT 摆位野，同时生成和传输必要的感兴趣结构。

②选择头部 CBCT 扫描模式采集图像，使用中分辨率重建 CBCT 图像。

③配准 CBCT 图像与参考图像。配准框范围包括鼻咽部靶区所在的颅骨部分和颈椎部分。前界：鼻尖；后界：枕骨；上界：眉弓；下界：第五颈椎。配准方式为骨性配准或灰度配准。

④按照配准误差参数通过移动治疗床来修正摆位误差，并用记号笔画好标记，作为以后的摆位标记。当任何一个轴向旋转误差大于 3° 时，须重新摆位，重新验证。考虑到鼻咽癌体位固定可靠、位置重复性较好，若在位置验证中发现 X、Y、Z 三个方向任一方向位置平移偏差大于 3 mm 时，必须仔细查找原因，切忌随意移床修正误差进行治疗。

⑤首次治疗进行配准时，须主管医师和计划设计的物理师在场，与放射治疗师共同判断配准是否准确。

⑥整个放疗疗程中，医生须每周评估配准情况，既观察配准的准确性，也观察肿瘤变化的情况和靶区的适合程度，并作为再计划的重要参考。在患者的整个疗程中，治疗师若发现其有体重变化明显或体表外轮廓变化较大等情况，须及时联系主管医生，以便及时妥善处置。

（二）放疗实施

治疗师首次治疗时应仔细检查放疗计划，查看临床医生是否已经审核并批准放疗计划的实施。

（1）患者首次放疗报到时治疗师须认真核对患者信息及其放射治疗单，摆位定位时须仔细核对治疗单，确认患者姓名、ID 号、治疗计划、处方要求、体位固定和射野参数等是否正确，严格执行医嘱，发现疑问及时联系主管医师和物理师。

（2）治疗实施前根据热塑膜上的三个"十"字参考标记，利用激光定位系统按 CT 定位时的体位进行摆位和固定，确认热塑膜、固定垫或枕头是否属于患者本人，确认机架旋转路径无障碍物，机架旋转不会与患者、治疗床和其他物品发生碰撞。

（3）嘱咐患者手握紧急呼叫电铃，碰到紧急情况立即按下电铃及时通知治疗师。

（4）确认治疗室无异常后，离开机房，关上防护门，确保机房内只有患者本人，并核实治疗床上患者的安全。

（5）治疗实施前须再次核对患者信息，计划信息等，确认无误后方可开机实施治疗，治疗中须密切观察患者情况，如有异常及时停机并妥善转移患者，若病情危急，一位治疗师应马上通知医生、护士到现场抢救，另一位治疗师在机房安抚患者或做救护准备。

（6）治疗结束时，将治疗床降至最低位置，协助患者下床，特别是老年患者、儿童患者、体弱患者和行动不方便的患者应防止坠床。

（7）按要求认真填写或确认治疗记录。

六、头颈部肿瘤的放射治疗计划设计与计划评估

（一）头颈部肿瘤放射治疗计划设计

正常组织的准确勾画非常重要，正常组织未勾画则不能进行有效的剂量学保护和评估。危及器官（organ at risk，OAR）勾画不全或不准确会引起剂量学评估不全并导致正常组织剂量遭受过多照射。

1. 头颈部肿瘤 IMRT 计划设计时的辅助结构

第一个剂量限制环：所有放射治疗的计划靶区（planning target volume，PTV）合成PTVs后并外放 1 cm，人体外轮廓减去 PTVs 外放 1 cm 后生成的区域，一般情况下，优化剂量时该区域的最大剂量可以限制为最高处方剂量的 50%；第二个剂量限制环：PTVs 外放 3 cm，人体外轮廓减去 PTVs 外放 3 cm 生成的区域，剂量优化时该区域的最大剂量可以设置为最高处方剂量的 30%~35%。

2. 剂量规避结构

（1）对后颈部区域进行剂量约束能避免低剂量溢出，对上文中第二个剂量限制环进行剂量约束也能产生相同的效果。中线区域附近添加剂量规避结构能降低喉、声门、食管、气管和口咽等重要组织的剂量。根据治疗计划优化时所产生的等剂量线形状，可额外添加剂量约束结构来降低危及器官的剂量。该方法同样也可用于消除靶区的热点或冷点。

（2）使用自动计划程序来自动优化头颈部肿瘤的放疗方案时，可以省略上述的步骤，但自动计划产生的结果仍需要进一步细调。

（3）头颈部肿瘤 IMRT 或者 VMAT 计划，考虑皮肤表皮剂量，其射线能量首选 6 MV。

（4）IMRT 通常选用九野均分入射角度。首选射野角度为 0°，40°，80°，120°，160°，200°，240°，280°，320°，按照国际电工委员会（International Electrotechnical Commission，IEC）约定，0° 野是前后野（AP）。每个射野一般设置 7~10 个子野（总子野数 70~90）。

（5）IMRT 计划优化时间少于 VMAT，但治疗时间大于 VMAT。VMAT 计划比 IMRT 计划有更好的靶区适形度。VMAT 计划一般使用两个全弧：第一个弧为 182°~178°，非零度准直器角度（一般 10°）；第二个弧为 178°~182°，准直器角度为 350°。180° 偏移 2° 可以避免直线加速器机架旋转方向的不确定性。VMAT 计划优化速度取决于计划系统的计算能力（硬件）、剂量网格分辨率和网格大小。

（6）计划设计者可以使用计划系统中的组织填充物工具设计组织填充物，也可以勾画一个需要填充的感兴趣区域，并将该区域的密度设定为 1 g/mm³ 来当作组织填充物。推荐使用在体剂量测量中的方法来测定组织填充物位置的吸收剂量。面罩和皮肤之间的空隙可以使用塑形垫或者超声导电硅胶等物质作为填充。

（7）剂量网格与分辨率。剂量网格的大小会影响计划优化的计算时间。对于头颈部肿瘤等体积较大的肿瘤，推荐使用 3 mm × 3 mm × 3 mm 的剂量网格，这样既能获得足够的剂量分辨率又不至于需要太多的时间。剂量计算网格需要包括所有的靶区和正常组织，以免导致剂量体积直方图结果不准确。

（8）射野权重与处方。

①开始优化之前，一般设置每个射野相同的剂量权重。同时需要设定处方剂量、分次数及计划归一化问题。

②剂量归一化方式包括感兴趣区的最小、平均或最大值以及点剂量（最大点剂量，等中心点或者其他设定点）。

③对于有多个处方剂量要求的病例（比如靶区同步加量的病例），只需要设置一个处方剂量，通常的做法是将剂量最高的 PTV 设置成处方，并确保其他 PTVs 的处方剂量的覆盖率。

（9）九野静态调强的剂量优化参数设置（以 Pinnacle 为例，也适用于大部分品牌的放射治疗计划系统）。

①迭代次数至少 25 次，推荐 30~40 次。

②每 8 次迭代后进行一次卷积剂量计算。

③所有照射野选择直接机器参数优化（direct machine parameter optimization，DMPO）模式。

④最大子野数设置为 70，如果临床目标不能达到，可适当增加最大子野数。

⑤最小子野面积设置为 9 cm²。

⑥最小子野跳数（MU）设置为 4（取决于加速器监测电离室的最小线性剂量响应值）。较大的子野面积需要较多的子野对，可以避免小子野产生。

（10）容积旋转调强放疗计划的剂量优化参数设置（以 Pinnacle 为例，也适用于大部分品牌的放射治疗计划系统）。

①迭代次数至少 25 次，推荐 30~40 次。

②每 8 次迭代后进行一次卷积剂量计算。

③选择 SmartArc 优化模块。将射野铅门设置成加速器最大射野尺寸，并点击 "set current jaws as Max"。此举的意义在于优化后的射野不会超出加速器可执行的范围。例如，对于瓦里安的加速器，设置 X_1=14.5 cm，X_2=14.5 cm，Y 方向的铅门大小设置为 PTV 的长度加一定的外扩边界即可（对于 truebeam 加速器，Y_1=Y_2=20 cm，对于 Edge 加速器，Y_1=Y_2=10.5 cm）。

④勾选 "Allow jaw motion"，这个选项的意义是对于体积较小的肿瘤，射野可以缩小并跟随多叶光栅（前提是加速器有铅门跟随功能）。

⑤使用两个准直器角度不同的旋转弧，或者使用一个旋转弧并使用 Pinnacle 自带的镜像功能生成另外一个旋转弧。

⑥每 4° 设置一个剂量控制点。

3. 优化目标设置

（1）大部分商用的治疗计划系统在逆向计划优化中使用的是梯度搜索算法。

（2）基于搜索算法的本质，包含多个危及器官的计划需要多阶段优化。第一阶段是对 PTVs 和剂量限制环进行目标函数设置。第二阶段添加 3~5 个正常组织的目标函数，无须重置射野并继续优化。

（3）对脊髓、脑干和视神经等串行组织，目标函数的类型选择"maximum dose"。对腮腺、口腔和喉等并行器官，目标函数的类型选择"mean dose"或"maximum EUD（a=1）"。

（4）为控制低剂量区形状，可同时使用"maximum dose"和"mean dose"目标函数。

（5）Min DVH和Max DVH这两个目标函数对目标器官剂量的约束最为宽松。Min Dose和Max Dose对目标器官的剂量约束比Min DVH和Max DVH更加严格。

（6）"Uniform dose"这个目标函数对目标器官的剂量约束最为严格，它要求PTVs中每一个剂量体元的数值必须一致。

（7）对优化后的结果进行评估，找出未达到剂量要求的器官，并对这些器官的目标函数进行调整，比如增加优化权重或将剂量限值设置得更低。然后不重置射野，直接进行参数调整后的进一步优化。

（8）重复上述手动调整的步骤，直到正常结构的剂量达到预设目标，此时剩下最后一步，即对PTV进行剂量优化，使其达到处方要求。

（9）在手动调整计划过程中，有两种方法可使计划结果达到预设目标。第一种方法是，先将正常组织的剂量设置得比预设的低一点，然后提升PTV剂量使其达到处方剂量要求。第二种方法是，先满足PTV的处方剂量要求，然后慢慢降低正常组织剂量使其在限定范围内。

（10）有几个小技巧，可使优化时能够直接得到较为理想的PTV剂量覆盖：

①直接将PTV的目标值设置得比处方要求高一点。例如处方要求PTV为70 Gy时，将PTV的"minimum dose"设置为71 Gy。

②将PTVs外放1 mm，命名为PTV-Obj。

③如果靶区内有剂量冷点或者热点，将其勾画出来，并给予一定的剂量要求（可以通过Pinnacle自带的等剂量线转换成轮廓的功能来实现高低剂量区域的勾画）。

④每个优化参数设置的权重是相对的，该权重用于对目标优化后函数值的加权。起始优化的时候，将最高权重设置成10，最低权重设置成0.1，对于难以达到预设目标的优化参数，再逐步渐进地对其权重进行调整。

⑤尽可能降低已经在限定的剂量范围以内的正常组织的剂量，为再程放疗

预留一定的剂量空间。

（二）计划评估

（1）计划评估由定性和定量评估两部分组成。定性评估是指逐层评估每一个横断面上的等剂量曲线，定量评估包括每个靶区和危及器官的剂量体积直方图（dose and volume histogram，DVH）以及最小、最大等剂量限值条件。

（2）定性和定量方式对计划评估同等重要。

（3）在每个横断面 CT 图像上逐层评价等剂量线形状，以便察看剂量冷点和剂量热点是否落在 PTVs 或者其他位置上，并了解未勾画的正常组织区域的低剂量分布情况。尽量使用完整的等剂量曲线系列（如处方剂量的 107%，105%，100%，90%，80%，70%，60% 以及 50% 等剂量线）进行计划评估，使用绝对剂量的等剂量线评估方式优于相对剂量等剂量线方式。

（4）定量分析每个 DVH 曲线是否满足预设目标。

（5）单凭 DVH 曲线来评估计划是不够的，因为它只对已勾画的正常组织进行评估，缺乏被评价结构的空间信息。

（6）99% 肿瘤区（gross target volume，GTV）体积的剂量（$D_{99\%}$）必须达到处方剂量。

（7）98% 临床靶区（clinical target volume，CTV）体积的剂量（$D_{98\%}$）必须达到处方剂量。

（8）95%PTV 体积的剂量（$D_{95\%}$）必须达到处方剂量。

（9）整个计划中最大点剂量需小于靶区最高处方剂量的 110%。

（10）最大点剂量通常指的是 0.03 cc 体积受到的照射剂量。

（三）头颈部危及器官剂量限值

（1）眼球：$D_{max} < 50$ Gy，$D_{mean} < 35$ Gy。

（2）晶状体：$D_{max} < 8{\sim}9$ Gy（尽量低）。

（3）视神经：$D_{max} < 50{\sim}54$ Gy 或 PRV（外扩 $\geqslant 1$ mm），$D_{max} < 54$ Gy。

（4）视交叉：$D_{max} < 50$ Gy 或 PRV（外扩 $\geqslant 1$ mm），$D_{max} < 54$ Gy。

（5）脑干：$D_{max} < 54$ Gy，PRV（外扩 $\geqslant 1$mm）$V_{60} < 1\%$，$D_{max} \geqslant 64$ Gy 风险急剧增加。

（6）脊髓：$D_{max} < 45\,Gy$ 或 PRV $V_{50} < 1\%$。

（7）腮腺：$D_{mean} < 26\,Gy$（至少单侧）或双侧体积的 20cc $< 20\,Gy$ 或 $V_{30} < 50\%$（至少单侧）；注：勾画 CTV 外的腮腺组织。

（8）颌下腺：至少一侧颌下腺 $D_{mean} < 35\,Gy$。

（9）下颌骨：$D_{max} < 70\,Gy$，$D_{1cc} < 65\,Gy$。

（10）颞颌关节：$D_{max} < 70\,Gy$，$D_{1cc} < 65\,Gy$。

（11）颞叶：$D_{max} < 60\,Gy$，$D_{1cc} < 65\,Gy$。

（12）口腔：$D_{mean} < 40\,Gy$。

（13）耳蜗：单侧 $V_{55} < 5\%$，$D_{max} < 50\,Gy$，$D_{mean} < 45\,Gy$（更保守的平均剂量 $< 35\,Gy$）。

（14）声门喉：$D_{mean} < 30\sim45\,Gy$。

（15）食管：$D_{mean} < 45\,Gy$，$V_{50} < 50\%$，$D_{max} < 105\%$ 处方剂量。

（16）环后咽：$D_{mean} < 45Gy$。

（17）咽缩肌：$D_{33\%} < 50\,Gy$，$D_{mean} < 45\,Gy$，$D_{15\%} < 60\,Gy$。

（18）垂体：$D_{max} < 60\,Gy$。

（19）臂丛神经：$D_{max} < 66\,Gy$。

参考文献

［1］孙家敏，杨韬，贾鹏飞，等．三种图像自动配准技术在头颈部肿瘤放射治疗摆位偏移检测中的对比研究［J］.中国医学装备，2022，19（9）：5-10.

［2］任刚，徐寿平，杜镭，等．头颈部肿瘤自适应放射治疗的研究进展［J］.中国医学物理学杂志，2012，29（4）：3463-3466.

［3］穆鑫，刘金，姜海荣，等．头颈部肿瘤容积调强计划与多野动态调强计划的剂量学比较［J］.中国实用医药，2015（32）：166-168.

［4］曹泓立，唐虹，孙欣，等．基于 EPID 分析头颈部肿瘤调强放疗的摆位误差［J］.医疗装备，2015（15）：1-3.

［5］沈君姝，王健琪，张宜勤，等．头颈部肿瘤调强放疗中摆位偏差的测量与分析［J］.第四军医大学学报，2006，27（12）：1147-1149.

［6］张全彬，彭莹莹，余辉，等.基于 Auto-planning 技术的早期鼻咽癌容积旋转调强放射治疗计划评估［J］.中国医学物理学杂志，2020，37（4）：426-430.

［7］张丹丹，黄劭敏，邓小武，等.初治鼻咽癌 VMAT 与 IMRT 的比较评估［J］.中华放射肿瘤学杂志，2012，21（4）：364-368.

［8］郭蕊，孙颖，黄劭敏，等.鼻咽癌容积旋转调强放疗与常规静态调强放疗的剂量学对比研究［J］.中山大学学报（医学科学版），2012，33（6）：835-840.

［9］胡劲伟，付波，康盛伟，等.口咽癌自动固定野调强放疗计划的可行性研究［J］.肿瘤预防与治疗，2022，35（1）：43-50.

［10］解传滨，徐寿平，葛瑞刚，等.局部晚期喉癌和下咽癌容积旋转调强与螺旋断层放疗的剂量学研究［J］.实用癌症杂志，2016（1）：120-123.

［11］应微，李晓阳，刘力豪，等.分次内锥形束 CT 扫描联合 Fraxion 放疗体位固定系统在颅内肿瘤立体定向放疗中的应用［J］.肿瘤学杂志，2020，26（5）：424-427.

［12］应微，唐德文，何友安，等.头颈部肿瘤放疗中两种图像引导系统比较研究［J］.中华放射肿瘤学杂志，2016，25（2）：155-157.

［13］应微.热塑头颈肩膜的收缩对放疗靶区剂量的影响［J］.中国肿瘤临床与康复，2015，22（12）：1430-1432.

［14］廖雄飞，黎杰，谭志博，等.T2 期鼻咽癌旋转调强与固定野动态调强计划的剂量学比较研究［J］.肿瘤预防与治疗，2014（3）：115-119.

第四章
胸部肿瘤的放射治疗

一、胸部肿瘤放射治疗概述

胸部肿瘤，特指发生在胸腔内的肿瘤，包括肺癌、食管癌、纵隔肿瘤以及胸膜间皮瘤等多种类型。其中，肺癌在全球范围内居于癌症死亡率的首位，成为严重威胁人类健康的恶性疾病。在临床中，胸部肿瘤放射治疗主要利用不同能量的放射线对肿瘤进行定位、定向的照射，旨在给予肿瘤最大的治疗剂量，同时尽可能减少对周围正常组织的损伤。

在胸部肿瘤的放射治疗过程中，由于受到呼吸运动的影响，肿瘤的位置会发生变化，为治疗带来一定的困难。近年来，门控放疗和呼吸引导放疗等技术的应用，为解决肺部肿瘤因呼吸造成的位置误差提供了有效的技术支持。此外，立体定向放射治疗以其高剂量、少次数的特点，为早期肺癌和局部复发肺癌的治疗提供了一种新的选择。

在胸部肿瘤选择放射治疗时，应注意以下几点：

（1）在治疗开始前的评估阶段，需要仔细评价患者的整体情况，包括患者的一般健康状况、并发症、心肺功能和血液学参数等。这些因素均可能影响患者对放射治疗的耐受性和响应。针对那些存在严重心肺并发症的患者，需要在评估阶段加以识别，并与多学科团队共同讨论确定最佳的治疗方案。

（2）治疗计划的制订应尽可能地精确和个体化。精准定位技术，如 CT 和 MRI 技术的融合、PET–CT 在确诊和放疗计划制订中的运用，可以更为精确地定位肿瘤目标区和保护正常组织。对于胸部肿瘤的治疗，更应注重呼吸运动的影响，考虑实施门控放疗或呼吸引导放疗，以最大限度减少因呼吸运动带来的目标区域偏移。

（3）治疗过程中的皮肤护理也至关重要。患者在接受胸部放疗时，放射性皮肤炎的出现概率较高。因此，团队需要向患者提供充分的教育，引导他们进行适当的皮肤护理，并在治疗初期即开始实施相关护理措施，如使用无刺激性的洗浴用品和保湿霜，并避免强烈的阳光暴晒。

（4）特别留意对心脏和肺的保护。尤其在治疗左侧胸部肿瘤时，考虑到心脏的位置，需要精确规划剂量分布，减小对心脏的辐射剂量，以降低心脏相关毒性的风险。同样地，充分评估和减少肺部正常组织的辐照剂量，以避免或降低辐射性肺炎的风险。

二、胸部肿瘤的体位固定

在实施胸部肿瘤的体位固定时，通常要求患者采取仰卧位，即患者平躺在治疗床上，面部朝上。考虑到胸部肿瘤区域受呼吸运动的影响较大，通常需要采用呼吸控制技术，并采用专门设计的体位固定装置来减少由于呼吸造成的目标区域移动。在患者仰卧的状态下，双臂放置在头部的上方，以便在后续的模拟定位和治疗过程中获取清晰的影像，同时避免双臂对胸部的遮挡。脚部自然张开，或者使用脚垫来提供额外的支持以保证患者下肢的舒适。为了确保在整个治疗过程中肿瘤目标区域的稳定和一致，还可以使用各种体位固定工具和辅助设备。例如，可采用定制的体位垫、真空垫或其他形式的支架，来帮助患者保持静止。尤其在实施 SBRT 或 IMRT 等需要较高精度的治疗技术时，对体位的精确固定显得更为关键。

（一）体位固定前准备

1.患者准备

体位固定前，要认真核对患者的个人信息和治疗资料，对患者腕带和申请单上的姓名、性别、年龄、病案号等关键信息一一确认，避免出现差错。固定前，治疗师要向患者和家属介绍说明体位固定在整个放射治疗过程中的重要性，并嘱咐患者在整个固定和扫描过程中要保持呼吸平缓，以减少因呼吸运动造成的图像模糊或定位不准。指导患者取下所有可能影响扫描图像的金属物件，例如项链、耳环、腰带等，以避免这些物品在图像上产生伪影，影响图像的准确解析。着装上，要求患者穿着轻薄、贴身、无金属配饰的衣物。

2.固定器材准备

（1）体架。体架的选用需依据患者的体型、治疗部位和放疗方案的特定要求，保证在整个治疗周期内提供可靠、重复性强的体位支持，如图 4.1 所示。

（2）热塑膜。热塑膜在固定过程中起到模具化的作用，其可以在加热至一定温度后得以塑形，并在冷却过程中逐渐硬化，形成符合患者体型轮廓的个体化固定模具，如图 4.2 所示。在使用前，热塑膜需要浸泡在恒温水箱中，待其软化至可塑形状态后，迅速将其置于患者相应部位，并在硬化过程中确保与患者表面的紧密贴合。

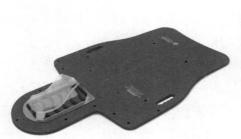

图 4.1　体架

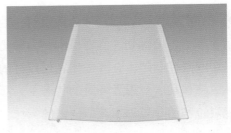

图 4.2　热塑膜

（3）真空垫。真空垫是一种通过抽真空达到固定形态的器材，在预先充气形态下，真空垫可以任意塑形，以适应患者的体位。当达到所需形态后，通过抽真空固定形态，为患者提供稳定的支持，如图 4.3 所示。

（4）发泡胶。发泡胶通常用于填补患者体位与固定设备之间的空隙，优化固定的稳定性，如图 4.4 所示。需要确保发泡胶的弹性和形态能够满足患者个体的需求，并在使用前后进行必要的清洁与消毒。

（5）恒温水箱。恒温水箱主要用于热塑膜的加热与软化过程，如图 4.5 所示。在准备阶段，需确保水箱的温度稳定且符合热塑膜塑形的要求，通常为65~70 ℃。需要注意的是，在取用热塑膜过程中务必注意防烫，并在塑形过程中关注患者的感受。

（6）真空泵。真空泵主要是与真空垫配合使用的设备。运用真空泵抽取真空垫内的空气，使真空垫形态固定，以便为患者的体位定位提供精确而稳定的支撑，如图 4.6 所示。

（7）皮肤墨水。皮肤墨水用于在患者皮肤上进行必要的标记，以指导治疗过程中的精准定位，如图 4.7 所示。

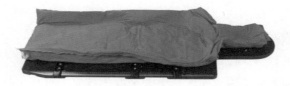

图 4.3　真空垫

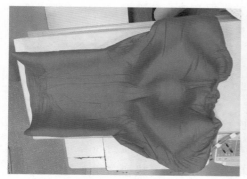

图 4.4　发泡胶

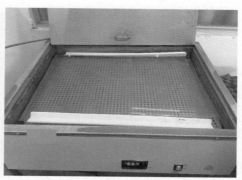

图 4.5　恒温水箱

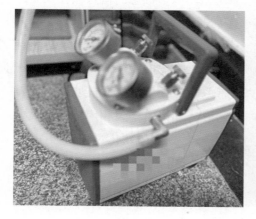

图 4.6　真空泵

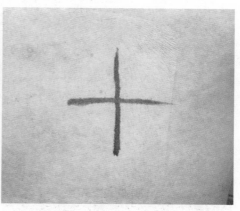

图 4.7　皮肤墨水

（二）体位固定实施

胸部肿瘤放疗通常采用真空垫固定和热塑膜加体架体位固定技术。尤其是热塑膜加体架的体位固定技术，是目前临床应用最为广泛的胸部肿瘤放疗体位固定技术之一。按照患者的双手臂放置方式，常分为双手上举抱肘置于额头以及双手放置于体侧两种固定方式。

双手上举抱肘置于额头固定方式是胸部肿瘤放疗最常见的体位固定方式，适合大多数胸部肿瘤的放疗。相关研究表明，在热塑膜左右对称轴上加划参考线的方法可减少摆位误差，体重指数和摆位误差呈正相关。临床实践中有许多的患者因为各种原因双手无法上举需要患者双手臂置于身体两侧，即双手放置于体侧固定方式。相关研究表明，在颈段、胸上段食管癌放疗采用头颈肩热塑膜固定技术，能有效减少分次间摆位误差，提高放疗精确性。但由于头颈肩热塑膜尺寸相对较小，中上胸部位肿瘤固定效果稍显不足。

体位固定的步骤如下：

（1）将体部固定装置（体架）置于模拟机床面上，三维激光中心与体架中心保持一致。

（2）患者仰卧在体架上，枕状头枕双手交叉举过头顶抓住握杆，握杆末端与双手处于同一平面，激光线与患者鼻尖、脐窝重合，全身自然放松。

（3）由两名操作人员取出恒温水箱中软化的低温热塑体膜，嘱患者体位保持不动，均平铺于患者体表，扣好边槽。

（4）在等待塑衫冷却过程中，按下脐窝做出凹形标志，待热塑膜完全冷却成形后，将体膜上下界标记在患者体表作为摆位参考位置。

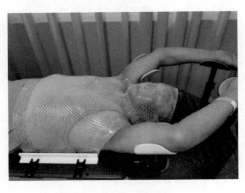

图 4.8　胸部肿瘤体位固定

（5）患者保持不动取下热塑体膜，擦干皮肤及体膜水分，将三维激光点标记于患者皮肤，嘱保持完好，并记录体架相应的标刻度，同样作为摆位标识。

（6）重新扣好体膜，在激光"十"字处贴好金属球标志，进行CT扫描定位，待放疗计划完成，可与CT复位验证图像选定骨性标志进行误差比较。固定后效果如图 4.8 所示。

三、胸部肿瘤的模拟定位

（一）胸部肿瘤模拟定位原则

胸部肿瘤的放射治疗可分为根治性治疗、姑息性治疗、术前治疗和术后治疗等不同形式。在根治性治疗和姑息性治疗中，放射治疗的范围主要包括原发病灶、已知的淋巴结转移以及受累的邻近组织。而非根治性治疗包括术前治疗、术后治疗和预防性区域照射等形式，其治疗范围主要包括肿瘤残留区域、需要进行预防性照射的区域以及可能存在转移的淋巴结区域。在进行胸部肿瘤放疗模拟时，应尽量保护周围正常肺组织，同时严格控制脊髓受照射的剂量。

（二）胸部肿瘤前后对穿野定位方法

（1）患者体位准备。根据患者在制作真空垫或体模时的体位，将患者安置在定位床上，通常是仰卧位。患者的身体应保持呈一直线。根据 X 线片和 CT 片上肿瘤的准确位置，将模拟机的灯光野中心精确放置在胸部体表相应的位置上，如图 4.9 所示。对于源皮距照射的患者，还需根据治疗机的源轴距将源皮距调整到 100 cm 或 80 cm。

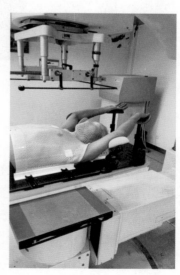

（2）照射野位置和大小设定。借助模拟机透视和结合 CT 片，确定照射野的准确位置和大小，如图 4.10 所示。

（3）调整定位床。将机架转动至 90°，根据肿瘤病灶中心或其他解剖标志，调整定位床的高度，以确保找到等中心照射的平面，如图 4.11 所示。对于源皮距照射的患者，可以跳过这一步骤。

图 4.9　患者体位准备

（4）再次调整机架角度。将机架转动至 0° 或 180°，再次观察和确认照射范围。对于根治性放疗的照射野，需要根据多个因素来确定，包括肿瘤的类

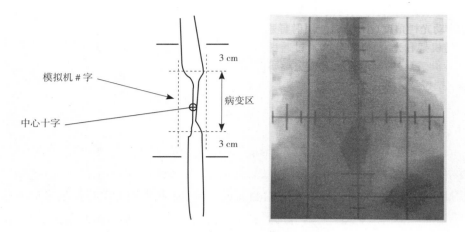

图 4.10　照射野位置和大小设定

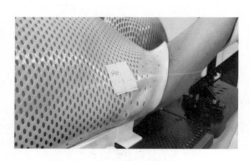

图 4.11　调整定位床

型、侵犯范围、与重要器官的位置关系、是否需要结合化疗以及呼吸运动等。通常，上界应在肿瘤上方 1.0~1.5 cm，下界应在肿瘤下方 1.5~2.0 cm，两侧则应在肿瘤外侧 1.0~2.0 cm。当放疗剂量达到 40 Gy 以上时，为减少脊髓的受照射剂量，可以考虑采用斜野或侧野水平照射。如果存在锁骨上淋巴结的转移，可以单独设立相应的照射野。

（5）标识挡铅区域。根据需要在照射野范围内确定需要保护的部分，通常称为"挡铅"。可以通过在照射野中适当位置放置铅丝，并通过透视来调整挡铅范围实现。当挡铅区域确定后，将挡铅范围与所确定的照射野一同标记在患者的皮肤上，如图 4.12 所示。另外，也可以拍摄野定位片，然后根据需要进行整体挡铅。

（6）绘制摆位激光线。在患者的体表或体模上绘制摆位激光线，以确保患者在治疗期间保持正确定位，如图 4.13 所示。同时，记录下各照射野的面积、机架角度、光栅角度、照射野的深度和摆位源皮距等关键参数。

（7）特殊情况下的处理。对于源皮距照射的患者，在确定前野之后，需要让患者改为俯卧位，然后重复以上的定位步骤。后野的宽度通常会稍微宽一

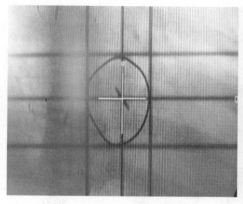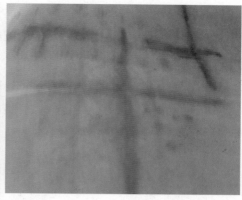

图 4.12　标识挡铅区域

些，长度稍微短一些。这些调整可以确保精确的放疗计划。

（三）胸部肿瘤斜野等中心定位方法

一般在肺癌等胸部肿瘤垂直照射 40 Gy 后，为减少脊髓受量，改为斜野照射。

（1）起始设置。首先将放射治疗机架和光栅置于 0° 位置。一旦确定了患者的体位，就不再移动定位床。根据 CT 扫描或 X 线片，精确定位肿瘤的中心。

（2）找出中心平面。将机架角度转至 +90° 或 –90°，通过调整升降定位床的高度，找到肿瘤病灶的中心平面。这一步骤旨在确保肿瘤位于治疗计划的中心。

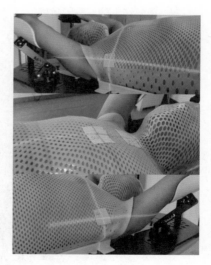

图 4.13　绘制摆位激光线

（3）确定斜野角度。旋转机架和光栅，以找到最佳的照射角度，从而尽量减少脊髓受到的辐射。照射野应包括原发病灶以及淋巴引流区域，并且需要尽量保护正常肺组织。通常情况下，如果患者仰卧，机架会朝向健康的一侧旋转。但是，对于位于背部接近脊椎横突的肿瘤，仰卧时机架角度可能需要根据 CT 扫描的情况而调整，如图 4.14 所示。

（4）旋转至对侧野。将机架旋转 180° 以对准相应的对侧照射野，同时小型机头也需要调整到相应的角度。通过透视来确保入射角度和照射范围的准确性，如图 4.15 所示。

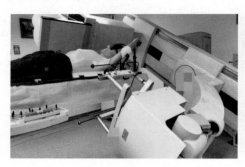

图 4.14　确定斜野角度　　　　　　　图 4.15　旋转至对侧野

（5）标记和记录。根据照射野在患者皮肤或体模上的投影，标记照射野的边界和摆位激光线。同时，记录照射野的面积、机架角度、光栅角度、肿瘤深度和摆位源皮距等关键参数，如图 4.16 所示。

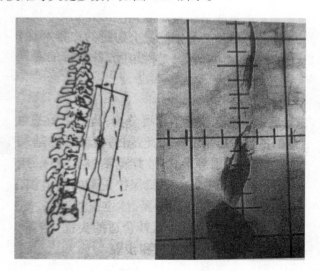

图 4.16　标记和记录

（四）胸部肿瘤侧野等中心定位方法

（1）患者体位准备。患者取仰卧位，将双手交叉放在额前，可以使用真空垫或体模来固定患者的位置。通过透视，将照射野中心准确放置在体中线上。因为从垂直照射改为侧野水平照射，通常会以之前照射野的上下界作为侧野的上下界，如图 4.17 所示。

（2）机架旋转。将机架旋转至 +90° 或 –90°，通过调整定位床的高度和光栅的角度，确保照射野的后界紧靠在椎体的 1/3 至 1/2 位置或椎体前缘。照射野的前界应包括病灶和淋巴引流区域，通常的野宽度为 5~6 cm，如图 4.18 所示。

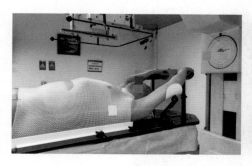

图 4.17　患者体位准备

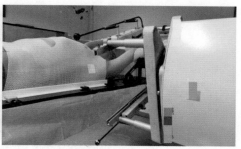

图 4.18　机架旋转

（3）对侧旋转。将机架旋转 180° 到对侧，同时小型机头也需要调整到相应的角度，以观察和确认照射的范围，如图 4.19 所示。

（4）标记和记录。记录照射野的面积、机架角度、小型机头角度和肿瘤深度（肿瘤深度 =100 cm- 同侧源皮距）。在患者的皮肤或体

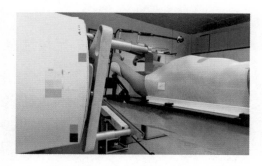

图 4.19　对侧旋转

模上标出射野边界，然后将机架和小型机头调回零度位置，标记摆位激光线并记录摆位的源皮距数据，如图 4.20 所示。

（5）标出射野边框。在患者皮肤或体模上标出射野边框，将机架和小机头调回到零度，标出摆位激光线并读取摆位的源皮距数据，如图 4.21 所示。

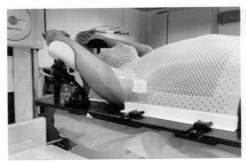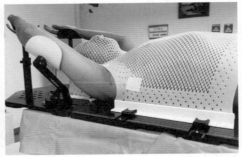

图 4.20　标记和记录

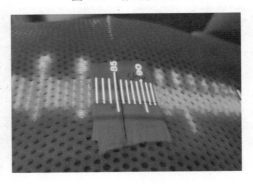

图 4.21　标出射野边框

（五）胸部肿瘤模拟定位注意事项

（1）定位要准确无误。放射治疗计划的制订，关键是模拟定位，通过模拟定位可以精确地定出肿瘤的位置、靶区、照射范围及对主要器官的保护。同时可以确认治疗计划、模拟治疗计划的实施、验证治疗计划，因此模拟定位必须准确无误。靶区、治疗区勾画要准确，主要器官保护要合理，从而保证在治疗机上按定位时的体积、照射野面积、肿瘤深度、物理条件、机架角度、光栅角度等，准确实施治疗计划。

（2）重要器官的保护。在胸部肿瘤定位时要特别注意避开脊髓，并尽量减少重要器官的照射。放射治疗在胸部易出现的并发症有以下几种：①食管炎：表现为下咽痛。②放射性肺损伤：受照射的患者都可能出现，但大多数不产生症状，程度较严重者产生急性放射性肺炎，常持续1~2个月，有时甚至导致死亡。③心脏损伤：较少见，并发症中常见的是心包炎。④放射性脊髓炎：是不允许发生的严重后期并发症。所以在定位时要避开脊髓及尽量减少重要脏器的照射。

四、胸部肿瘤的体位验证

胸部肿瘤体位验证包括常规模拟定位机验证和CT模拟定位机验证。

（一）常规模拟定位机验证

（1）摆位和激光对齐。在进行体位验证时，首先确保摆位与CT定位时的要求完全一致，包括核对患者的信息、使用的固定装置和患者的体位等。然后，将激光灯精确对齐到CT定位的坐标原点位置。

（2）移床至等中心点。根据放疗计划单上提供的移床参数，将床位移动到计划等中心点在患者身体固定膜和体表上的投影位置。这确保了放疗的目标区域位于正确的位置。

（3）图像采集和验证。使用模拟机，分别将机架定位于0°和90°，然后拍摄正侧位X线平片，如图4.22所示。这些图像将与预先生成的DRR正侧位片进行比较。通过观察等中心的一致性以及照射区域内各个骨性标志物的重合度，医生确认是否存在误差。如果发现不一致，会进行进一步检查，常见问题包括患者标记线的不准确、摆位不够精确，以及等中心层面图像可能存在打印错误等。

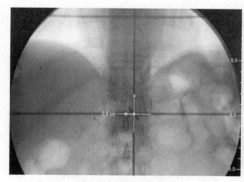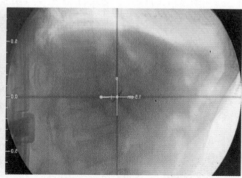

图 4.22　图像采集和验证

（4）等中心标记。如果在复位时，等中心与计划等中心的偏差在可接受范围内（通常小于等于2 mm），则会在患者的固定膜和体表上标记等中心点的位置，并清楚注明用于治疗的放疗机器，如图 4.23 所示。

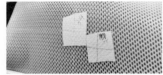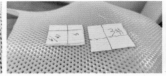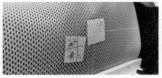

图 4.23　等中心标记

（5）复位完成。完成验证过程后，固定装置将被移除，医护人员协助患者离开定位室。

（二）CT 模拟定位机验证

（1）摆位与激光对齐。在进行体位验证时，首先确保患者的摆位与进行 CT 模拟定位时的要求完全一致，包括核对患者信息、所使用的固定装置以及患者的体位等。接着，将激光定位灯调整回零点位置，然后将其准确对齐到进行 CT 模拟定位时的相对坐标原点位置。

（2）移动床位至激光对齐等中心点。根据患者的放疗计划单上提供的移床参数，将床位移动到计划治疗等中心点在患者固定膜和体表上的投影位置，如图 4.24 所示。

（3）图像采集和验证。在等中心层面附近贴上定位标记后，进行 CT 扫描。随后，核对扫描图像与放疗计划单上的等中心层面是否一致，如图 4.25 所示。如果发现不一致，会进行进一步检查，常见的原因包括患者的标记线不准确、

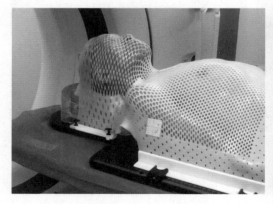

图 4.24　移动床位至激光对齐等中心点

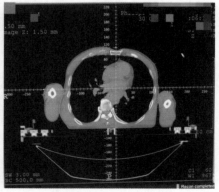

图 4.25　图像采集和验证

摆位不够准确以及等中心层面图像可能存在打印错误等。

（4）标记治疗等中心。如果在复位时发现等中心与计划等中心的偏差在可接受范围内（通常小于等于2 mm），则会在患者的固定膜和体表上标记等中心点的位置，并清晰地注明用于治疗的放疗机器，如图4.26所示。

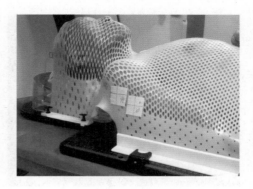

图 4.26　标记治疗等中心

五、胸部肿瘤的放疗实施

严格按流程和规范执行双人摆位、双人核对。

（一）治疗前位置验证

1.EPID 验证

（1）EPID 验证步骤（图 4.27）：

①打开患者计划。在图像引导系统中，打开患者的治疗计划，并选择EPID 验证模式。

②PV 板调整。在控制器上，打开 PV 板，将其调整到标准位置。

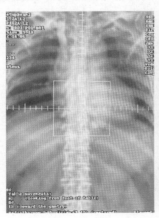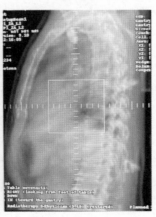

图 4.27　EPID 验证示意图

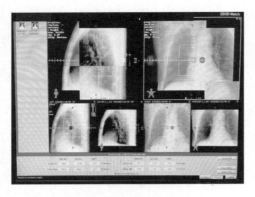

图 4.28　计划影像与 EPID 影像对比

③双曝光拍摄。在机架角度为 0°和 90°的两个方向上，进行正侧位电子射野验证片的双曝光拍摄。

④关闭 PV 板。在控制器上，关闭 PV 板，使其完全收起。

⑤图像比较。将拍摄的正侧位电子射野验证片与模拟定位片或数字化重建片进行比较，以识别在辐射范围内明显的骨性标识物，用作图像配准的参考标记，如图 4.28 所示。

⑥配准和误差校正。一旦图像配准完成，图像引导系统将生成三维方向误差。根据系统生成的误差结果，调整治疗床的位置，以确保放疗的精确性，如图 4.29 所示。

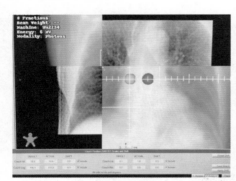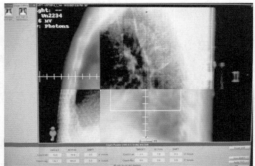

图 4.29　二维配准误差校正

（2）EPID 验证要点及注意事项：

①差限值设定。设定差限值非常重要，通常包括方向、头脚方向和横向等。这有助于确定何时需要调整治疗床的位置。例如，通常的设定是 2 mm 的方向差限和 5 mm 的头脚方向差限。

②验证的频次。建议在首次治疗开始时进行连续 5 次 EPID 验证，以确保初始的治疗参数和设定正确。之后，通常每周进行 1~2 次的验证，以监测和纠正任何潜在的误差。

③首次治疗。首次治疗应该由放射治疗师、主管医师和物理师一同进行摆位。一旦验证无误，相关人员签字确认后才能继续进行治疗。

2.CBCT 验证

（1）CBCT 验证步骤（图 4.30）：

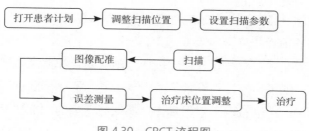

图 4.30　CBCT 流程图

①打开患者计划。在图像引导系统中，打开患者的治疗计划，并选择 CBCT 验证模式。

②设置扫描参数。选择扫描模式、扫描范围以及其他扫描参数，确保扫描范围至少包括计划治疗的靶区范围。

③进行扫描。执行 CBCT 扫描，以获取实时患者体内的三维图像。

④图像配准。根据实时 CBCT 图像中明显的参考标记，选择配准范围，并将实时 CBCT 图像与治疗计划的 CT 图像进行配准。这有助于确保放射治疗的目标区域与计划一致，如图 4.31 所示。

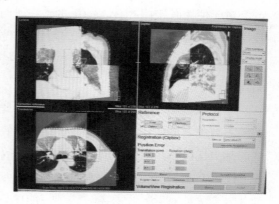

图 4.31　三维 CBCT 图像引导体位验证

⑤误差测量。一旦配准完成，图像引导系统将生成三维（或六维）方向误差。这些误差数据可以用来检测任何与计划不符的偏差。

⑥治疗床位置调整。根据图像引导系统生成的误差结果，必要时调整治疗床的位置，以确保放射治疗的精确性。这个步骤可以校正任何潜在的偏差，以保护患者的正常组织免受过度照射。

（2）CBCT配准要点及注意事项：

①选择适当的扫描条件。通常情况下，针对胸部肿瘤，可选择扫描条件为120~140 kV、100~220 mA。也可以根据所使用的放射治疗加速器设定的模板来选择相应的部位扫描条件。

②选择合适的配准框。在选择配准框时，确保框内包括了整个PTV以及可能受影响的危及器官。此外，应包含明显的解剖标志，如骨性结构。配准框的上下、左右和前后边界至少要超过PTV的2 cm。前边界应包括胸骨，后边界应包括胸椎棘突，左右边界分别应包括患侧的肋骨和健侧的椎体，但不要超过体中线太多。如果治疗计划设置了两个等中心，需要分别进行扫描和配准。

③选择正确的配准技术。根据具体情况选择适当的配准技术。例如，对于椎旁病灶，可以使用脊柱作为参考进行自动配准，而对于周围型病灶，可以首先进行自动配准，然后进行人工调整。

④验证频率的选择。在初始治疗阶段，建议每次都进行CBCT验证，以分析误差规律。如果误差在可接受范围内，随后可根据医嘱要求降低验证频率。对于采用体部立体定向放射治疗技术的患者，每次治疗前都必须进行CBCT验证。对于使用呼吸门控技术的患者，在进行CBCT（4D）扫描时，也应确保门控操作，以确保图像采集的时相与治疗定位一致。

⑤允许误差范围。平移大于3 mm或旋转大于3°时，需要进行再次采集影像以确认治疗位置。

⑥首次治疗要求。在首次治疗时，应要求主管医师、放射治疗师和物理师共同参与患者的摆位和图像配准。他们需要共同选择适当的扫描条件、配准方式和感兴趣区作为后续CBCT扫描和配准的参考。

⑦及时通报并发症。在放疗过程中，如果通过CBCT图像发现患者出现新的并发症或原有并发症有所好转，可能导致靶区移位，应及时通报主管医生，以采取适当的应对措施。

（二）常规放疗实施

在进行常规放射治疗时，需要遵循以下步骤和注意事项：

（1）放射治疗单审核。在开始治疗前，仔细审核放射治疗单，确保包括加速器编号、患者姓名、性别、年龄、病案号以及所有治疗参数的准确性。

（2）治疗前准备。核对患者的固定方式、固定装置和治疗辅助设备，确保患者处于正确的位置和体位。

（3）源皮距技术（图4.32）。

①将机架角、机头角和床角度归零，保持与模拟定位时的体位一致。

②打开射野指示灯，将灯光野中心十字线对准体表上的照射目标中心。根据机架角度，适当调整床的高度，使治疗距离正确。

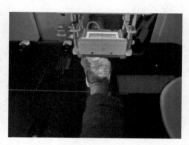

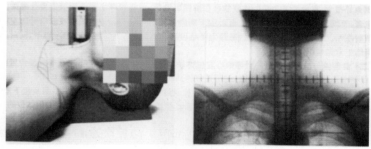

图 4.32　源皮距技术

③打开并调节射野开关，使光野调整到与体表相匹配的大小。同时，旋转小机头，确保灯光野与体表野重合。

（4）SAD技术（图4.33）。

①将机架角、机头角和床角度归零，保持与模拟定位时的体位一致。

②打开激光定位灯和灯光野，通过调整治疗床的高度，使激光定位灯的"十"字中心、固定装置或患者体表上的标记以及患者与治疗机的三维方向相重合。

③根据治疗计划，进行机架的旋转。

（5）摆位结束。治疗师需要嘱咐患者保持体位不动。在紧急情况下，患者应被告知举手，或者如果配备了紧急报警器，可以使用该设备示意。确保机

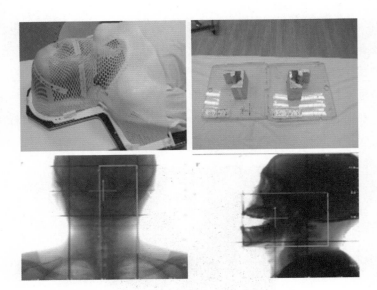

图 4.33　SAD 技术

架在旋转时不与治疗床、固定装置或患者发生碰撞。此外，还要核对是否需要使用填充物、铅挡块以及楔形板，以及它们的位置和厚度。

（6）治疗前的计划参数审核。

①再次核对患者的姓名、性别、病案号和治疗计划号码。

②确认射线能量、计划名称、治疗部位、治疗次数和分次计划的跳数。

（7）治疗中。在治疗过程中，放射治疗师需要密切观察患者的情况以及加速器的运行状态。如果出现紧急情况，必须立即终止治疗，启动相应的紧急预案，并做好详细记录。

（8）放疗期间。在整个放疗期间，放射治疗师需要持续观察患者的放射治疗反应，并及时与患者以及主管医生进行沟通。

（9）治疗完成。治疗结束后，将加速器的所有参数调整到0°，降低治疗床至适当的高度，协助患者离开治疗室，并完成所有相关记录。

（三）精确放疗实施

在进行精确放射治疗时，需要遵循以下步骤和注意事项：

（1）放射治疗单审核。在开始治疗前，仔细审核放射治疗单，确保包括加速器编号、患者姓名、性别、年龄、病案号以及所有治疗参数的准确性。

（2）治疗前准备。核对患者的固定方式、固定装置和治疗辅助设备，以确保所有准备工作就绪。

（3）摆位。在摆位时，必须确保患者的体位与医嘱中指定的体位一致。激光定位灯的三维方向误差应保持 ≤ 1 mm，如图 4.34 所示。首次治疗时，至少需要两名放射治疗师参与，同时，患者主管医师、物理师和放射治疗师必须同时参与并签字确认。

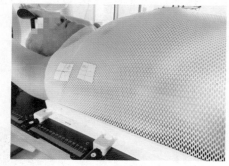

图 4.34　摆位

（4）摆位结束。摆位结束后，患者需要被告知保持体位不动。在紧急情况下，患者可以举手示意，或者如果有紧急报警器的话，可以使用该设备发出紧急呼叫。机架需要旋转一周，以确保不会与治疗床、固定装置或患者发生碰撞。

（5）图像导引定位验证。参考治疗前位置验证部分的相关步骤。

（6）治疗前治疗计划参数审核。在治疗开始前，再次核对患者的姓名、性别、病案号以及治疗计划号码。确认射线能量、计划名称、射野名称、治疗执行次数和分次计划的跳数等参数，如图 4.35 所示。

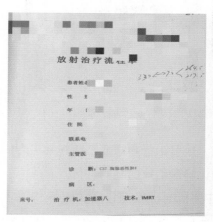
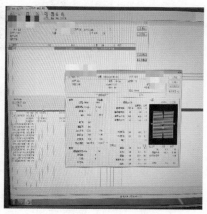

图 4.35　治疗前治疗计划参数审核

（7）治疗开始前，再次核对各项参数。

（8）非共面照射。对于实施非共面照射的患者，必须按照规定的程序先转动机架，然后再转动治疗床。放射治疗师不得在控制台上直接操作机架和治疗床的旋转，所有操作必须在治疗室内进行，以避免意外发生。

（9）治疗过程中。在整个治疗过程中，需要密切观察患者的情况和加速器的运行状态。如果出现紧急情况，必须立即停止治疗，启动相应的紧急预案，并做好详细记录，如图4.36所示。

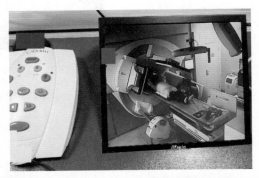

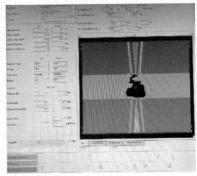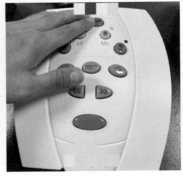

图4.36　治疗过程中患者情况和加速器运行状态观察

（10）放疗期间。在整个放疗期间，放射治疗师需要不断观察患者的放疗反应，及时与患者和主管医师进行沟通，确保治疗的顺利进行。

（11）治疗完成。治疗完成后，在关机时应按照设备关机操作要求将机架调回位。例如，对于带有多叶准直器（multi-leaf collimator，MLC）的加速器，机架应垂直于头部回到底部；对于不带有MLC的加速器，机架应水平回到 90° 或 270° ，以减少软水管破裂引发机头组件损坏的风险。协助患者安全离开治疗室，并完成所有必要的记录。

六、胸部肿瘤的放射治疗计划设计与计划评估

（一）胸部肿瘤放疗计划设计原则

在肺癌等胸部肿瘤放射治疗计划设计时，需要遵循以下设计原则：

（1）就近原则。将治疗计划设计得尽可能接近肿瘤，同时要避开重要的器官。在设计射野时，应优先考虑确保高剂量区域覆盖肿瘤，但要尽量避免辐射对重要器官造成损害。

（2）合理的射野数目。选择适当数量的射野是非常重要的，通常调强计划会选择 5 个射野，这可以在兼顾靶区剂量的同时，减少对周围健康组织的辐射。射野数目过少容易导致靶区的热点剂量升高，而射野过多容易增加对肺部的辐射剂量。

（3）射野角度的选择。在确定射野的角度时，应避免采用均匀分布射野的方式，特别是要注意避开健侧肺。在布置射野时，更好的做法是将射野设计在患侧肺，以减少对健侧肺的辐射，从而更好地保护健康组织。

（二）胸部肿瘤放疗计划设计的前期准备

开始放疗计划设计之前，首先需要全面审查治疗计划所涉及的 CT 图像和靶区的整体情况。包括仔细检查 CT 图像的扫描是否完整，危及器官的勾画是否准确，以及靶区的勾画是否存在错误（如是否有漏勾画的区域，PTV 是否小于 CTV，GTV 的小区域是否在 PTV 外部）。此外，还需要仔细查看医生的处方要求以及危及器官的剂量限制是否有特殊要求，例如是否存在既往受到照射的情况，是否需要特别保护正常器官等。

（三）胸部肿瘤放疗计划设计步骤

1. 调强放疗计划设计步骤

（1）外轮廓勾画。首先，在计划系统中进行外轮廓的勾画。需要注意一点，

计划系统只会计算外轮廓以内的剂量分布。同时，要考虑到治疗床对计划剂量的影响，因此需要添加治疗床，以确保患者剂量的准确性。

（2）辅助环勾画。为提高靶区的适形度并保护危及器官，通常会绘制两个辅助环。这两个环分别在靶区外扩 5 mm 和 10 mm 的位置，将高剂量区域集中在靶区内。

（3）坐标原点设置。根据铅点来设置坐标原点，这是计划中的关键步骤。

（4）选取等中心点。采用 SAD（source to axis distance）照射技术时，通常将等中心点放置在 PTV 的几何中心上。然后，需要将所选中心点的 X、Y 和 Z 轴坐标更改为整数值，以方便治疗计划完成后的患者复位。

（5）剂量和分次设定。在制订治疗计划时，需要明确给定剂量和分次方案。

（6）治疗设备和射线能量选择。选择适当的治疗设备和射线能量，通常根据患者的具体情况和医生的建议来确定。

（7）射野布置。确定合理的射野数目和射野的入射方向，以确保覆盖整个靶区。

（8）调强参数设置。设置治疗计划的调强参数和其他条件，以满足治疗的特定要求。

（9）计划优化。进行治疗计划的优化，以确保剂量分布达到最佳的治疗效果。

2. 三维适形放疗计划设计步骤

（1）勾画外轮廓，计划系统只会计算外轮廓以内的剂量分布，考虑到治疗床对计划剂量的影响，添加治疗床，保证患者剂量的准确性。

（2）定坐标原点，根据铅点定坐标原点。

（3）选取等中心点，采用 SAD 照射技术，一般将其放在 PTV 的几何中心上，然后将选好的中心点的 X、Y、Z 轴的坐标改为整数，方便计划完成后患者的复位。

（4）给定剂量和分次。

（5）选择治疗设备和射线数量。

（6）布野，选择合理的射野数和射野入射方向

（7）设置相关参数，如设置射线能量楔形板、小机头角度、剂量配比权重、组织补偿等。

（8）剂量计算。

（四）胸部肿瘤放疗计划设计方案

1. 肺癌放疗计划设计方案

（1）肺癌放疗计划处方剂量要求。

①常规分割：PTV 为 60 Gy/2.0 Gy/30 f；姑息放疗为 50 Gy/2.0 Gy/25 f。

②同步加量：PTV 为 50.4 Gy/1.8 Gy/28 f；大体肿瘤体积（gross tumor volume，GTV）/肿大淋巴结（GTVnd）为 60.2 Gy/2.15 Gy/28 f。

（2）危及器官限量。

①双肺：$V_{20} < 30\%$（单纯放疗）；$V_{20} \leqslant 28\%$（同步放化）；$V_{20} \leqslant 25\%$（肺上叶切除）；$V_{20} \leqslant 20\%$（肺下叶切除）；$V_{20} \leqslant 10\%$（患侧肺全切）；$V_{20} \leqslant 10\%$（肺功能差）。

②脊髓：$D_{max} \leqslant 45$ Gy。

③心脏：$V_{30} \leqslant 40\%$，$V_{40} \leqslant 30\%$。

（3）肺癌放疗靶区特点。不同患者肺癌放疗靶区的位置、大小、形状差别很大，因此放疗计划设计需要对其进行个体化布野。

（4）布野原则。

①就近原则，避开重要器官。

②选择合理的射野数目，兼顾靶区剂量和危及器官，调强计划一般选择 5 野。较少数目射野不仅会让靶区热点剂量较高，而且靶区适形度差；较多数目的射野会提高肺的受量。

③在射野角度不采用均分布野的方式，避开健侧肺，在患侧肺布野能够更好地保护健侧肺。

（5）偏左型肺癌计划设计如图 4.37 所示。

（6）偏右型肺癌计划设计如图 4.38 所示。

（7）中央型肺癌计划设计如图 4.39 所示。

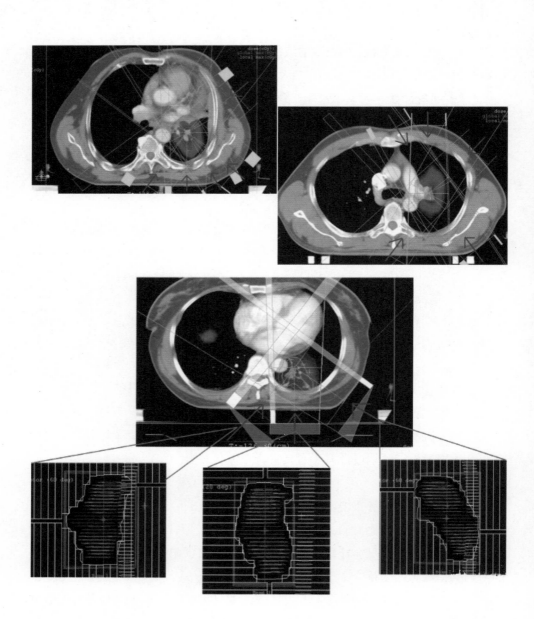

图 4.37　偏左型肺癌计划

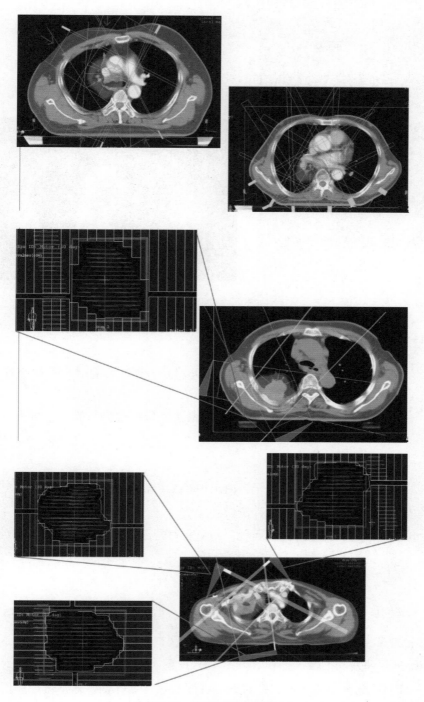

图 4.38　偏右型肺癌计划

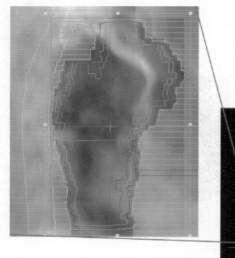
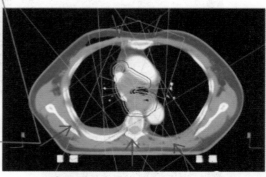

图 4.39　中央型肺癌计划

2. 乳腺癌放疗计划设计方案

（1）靶区范围。胸壁 + 锁骨上，或 + 内乳 + 腋窝，如图 4.40 所示。

（2）处方剂量。PTV 为 50 Gy/25 f。

（3）布野原则。切线野为主、切肺最少、保护健侧乳腺、小机头角度遵从长轴平行原则。

（4）注意事项。

①超出体表的靶区会导致靶区内出现冷点和热点。

②剂量建成区处理：添加补偿模。

③锁骨上野和胸壁野衔接问题：避免在射野衔接处出现剂量冷点和热点。

（五）胸部肿瘤放疗计划设计评估

1. 靶区剂量评估

在胸部肿瘤放疗计划的设计评估时，靶区剂量的评估是至关重要的，通常使用等剂量曲线和剂量 – 体积直方图（DVH 图）两种方法来进行。

（1）等剂量曲线评估。针对胸部肿瘤放疗计划评估，通常可绘制三个不

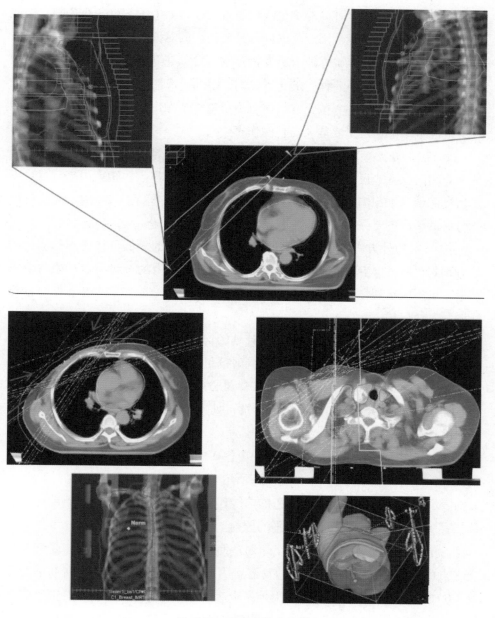

图 4.40　乳腺癌放疗计划

同的等剂量曲线：处方等剂量线、110% 处方等剂量线和 95% 处方等剂量线。
三个曲线使用不同的颜色，医生会逐层检查它们在 CT 图像上对靶区的覆盖情况。

①处方等剂量线：处方等剂量线代表着治疗计划中的剂量分布范围，类似于标准火力攻击的目标范围，范围内都是要消灭的对象。处方等剂量线必须完全包围患者的 PTV，以确保所有需要治疗的部分都在其内。同时，在处方等剂量线外的区域，都是需要保护的正常组织。然而，有时为了彻底根治肿瘤，处方等剂量线范围以外的一些正常组织也不可避免要做出一定牺牲，但要尽可能减少正常组织特别是重要危及器官的伤害。

② 110% 处方等剂量线：对于靶区内的剂量不是越高越好，而是要控制到某个范围内，一般设置 110% 处方等剂量线表示剂量热点，靶区内剂量尽量不要超过此值。如果有剂量热点，那要求剂量热点尽量落在 GTV 内。对于靶区外的剂量热点更要仔细评估，尽量不能落在危及器官上。

③ 95% 的处方等剂量线：一般情况下，靶区内的最低可接受剂量应达到处方剂量的 95%。因此，该剂量线可用于评估靶区内的剂量冷点。通常要求剂量冷点不应出现在肿瘤区内。如果出现在肿瘤区内，通常需要重新制订治疗计划。

通过等剂量曲线，还能评估治疗计划的均匀性和适形性。靶区内的剂量应尽可能均匀分布，避免出现剂量冷点，同时剂量与处方剂量的最佳偏差应在−5% 到 7% 的范围内。因此，靶区内无 110% 处方等剂量线和 95% 处方等剂量线则表示靶区均匀性越好，对于靶区适形性，处方剂量线越包绕 PTV 则表示计划适形性越好。

（2）DVH 图。剂量 – 体积直方图（DVH 图）是用于定量评估靶区覆盖情况和治疗计划的有效工具。如图 4.41 所示，DVH 图的 X 轴表示绝对剂量（Gy），Y 轴表示相对体积。每条不同颜色的曲线代表不同的组织结构，每条曲线表示该器官多少体积受到多高剂量水平的照射。

在 DVH 图中，最理想的治疗计划是使靶区内 100% 的体积都接受到剂量规定点的剂量（100%），同时危及器官内 100% 体积不受到任何高剂量的照射（0 Gy）。然而，实际操作中很难完全达到这一标准，因此对于胸部肿瘤靶区，通常将目标设定为使至少 95% 的靶区体积接受到处方剂量，随后审核未达到处方剂量的体积占比和超过 110% 处方剂量的体积占比。

实际使用等剂量曲线和 DVH 图两种评估方法时，一般需要将两种方法相互结合才能真正核查靶区的覆盖情况。DVH 图的优点在于可以提供剂量体积

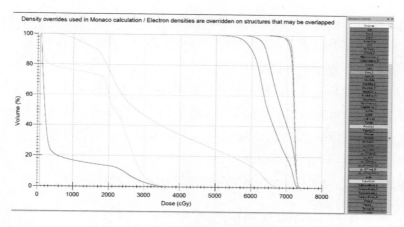

图 4.41　DVH 图

参数，但缺点在于无法获得空间位置信息，不能反映靶区内剂量热点和冷点的位置。等剂量曲线的优点在于，它具有很好的空间位置性，医生可直观地对CT上的解剖结构进行评估，但缺点在于不能定量评估剂量体积参数。因此，两种评估方法各有优点，只有结合使用才能优势互补，更精准地客观评估靶区覆盖情况。

2. 危及器官评估

危及器官的评估也是胸部肿瘤放疗计划评估的重要组成，通常需要借助DVH图和CT图上的三维剂量分布来实现。

（1）DVH图评估。危及器官可分为串行器官和并行器官两个类别。串行器官主要包括脊髓、食管等，这类器官有明确的剂量阈值，发生并发症的风险通常取决于器官中的最大剂量。甚至一小段受损可能会导致连锁反应，影响整个器官的功能。因此，对于串行器官，主要评估其最大剂量。如果治疗计划中的最大剂量超过了规定的限值，则需要重新制订治疗计划。并行器官主要包括肺、心脏等，这类器官部分受损时不会明确影响整个器官的功能。因此对并行器官进行评估时，主要评估 D_{mean}（平均剂量）和VX值（接受剂量X的体积比例）。例如，对于肺的评估，通常要求 V_{20}（接受 20 Gy 的体积比例）不超过 30%，而 D_{mean}（平均剂量）要控制在 13 Gy 以下。

（2）等剂量线分布评估。危及器官评估时，不仅要采用DVH图评估，还需要评估CT图上的等剂量曲线分布。不同的危及器官需要评价的等剂量曲线值也是不同的，可为不同的危及器官设置不同的等剂量曲线来个体化评估。此外，危及器官等剂量线分布评估时，还要注意以下几个细节问题：

①定位中心和治疗中心是否一致。

②射野角度是否合理：尽量避开危及器官，但也要尽量就近布野，尤其当射野覆盖和危及器官限值不是最佳时，需要调整射野角度和数量。另外如果对某个危及器官有特殊要求时，设置射野角度时应给予必要的考虑。

③计算网格：设置是否合理。

④处方剂量：确认分次剂量和分次数与处方要求是否一致。

（六）胸部危及器官剂量限值

1. 肺

（1）食管癌放疗：双肺 $D_{mean} < 13$ Gy，$V_{20} < 30\%$，$V_{30} < 20\%$，$V_5 <$ 60%~65%；同步放化疗：双肺 $V_{20} < 28\%$，$V_5 < 60\%$。

（2）肺癌单纯放疗：双肺 $D_{mean} < 15$~20 Gy；患侧肺 $V_{20} < 45\%$，双肺 $V_{20} < 30\%$，$V_{30} < 20\%$，$V_5 < 60\%$~65%。

（3）肺癌同步放化疗：双肺 $V_{20} < 28\%$，$V_5 < 60\%$。

（4）肺癌同步放化疗 + 手术：双肺 $V_{20} < 20\%$，$V_{10} < 40\%$，$V_{15} < 30\%$。

（5）肺癌术后放疗：肺叶切除 $V_{20} < 20\%$，全肺切除 $V_{20} < 10\%$（$V_{20} < 12\%$，$V_5 < 25\%$~30%）。

（6）乳腺癌放疗：患侧肺 $V_{20} < 25\%$~30%，$D_{mean} < 15$ Gy，双肺 $V_{20} < 20\%$，对侧乳腺 $D_{mean} < 1$ Gy，$D_{max} < 5$ Gy。

2. 心脏

（1）食管癌放疗：心脏 $V_{40} < 40\%$~50%。

（2）肺癌放疗：心脏 $V_{30} < 40\%$，$V_{40} < 30\%$。

（3）乳腺癌：心脏 $V_{30} < 10\%$，$V_{40} < 5\%$，$D_{mean} < 8$~10 Gy。

3. 其他危及器官

（1）脊髓：$D_{max} < 45$ Gy。

（2）食管：$V_{50} < 50\%$，$D_{mean} < 34$~45 Gy，$D_{max} < 105\%$ 处方剂量。

（3）肝脏：$V_{30} < 30\%$。

（4）肾脏：$V_{20} < 40\%$。

（5）食管癌术后胸腔胃：$V_{40} < 40\%\sim50\%$（不能有高剂量点）。

参考文献

［1］郇福奎，冯鑫，芦凤玉，等．光学表面监测系统引导放射治疗对提高四肢肿瘤位置准确性和减小靶区外放的有效性研究［J］．中国医学装备，2022，19（6）：10-14.

［2］李慧君，王琳婧，王锐濠，等．基于 Auto-Planning 技术的肺癌容积旋转调强放疗计划评估［J］．中国医学物理学杂志，2022，39（8）：925-928.

［3］王锐濠，张书旭，谭剑明，等．最小机器跳数对非小细胞肺癌调强放疗计划设计的影响［J］．中国医学物理学杂志，2016，33（11）：1092-1096.

［4］李勇，谭庭强，廖雄飞，等．PlanIQ 软件在肺癌自动计划质量评价中的应用研究［J］．中国医疗设备，2021，36（6）：50-53.

［5］吴思华，莫少玲，邓莹，等．非小细胞肺癌有无均整器模式下容积旋转调强放疗计划的剂量学比较［J］．广东医学，2021，42（2）：138-143.

［6］刘丹，张若辉，景仲昊，等．颈上段食管癌 VMAT 计划设计参数的研究［J］．中华放射肿瘤学杂志，2016，25（8）：862-866.

［7］金建华，储开岳，商海焦，等．基于 DVH 目标函数的 VMAT 计划设计研究［J］．中华放射肿瘤学杂志，2015（6）：695-698.

［8］巩汉顺，谷珊珊，杨涛，等．食管癌自动容积旋转调强放疗计划策略的优化选择［J］．解放军医学院学报，2022，43（6）：649-653.

［9］林金勇．两种放疗系统的乳腺癌保乳术后切线弧容积旋转调强放疗计划质量评估与剂量学质量控制检验［J］．医疗装备，2022，35（22）：1-4.

［10］王雯，王洪志，宁方玲，等．不同布野方式对左侧乳腺癌改良根治术后放射治疗计划的影响［J］．滨州医学院学报，2023，46（2）：95-100.

[11] 董晓庆, 胡杰, 林清. 乳腺癌保乳术后 IMRT 和 3DCRT 的剂量学比较 [J]. 重庆医学, 2023, 52 (9): 1373–1378.

[12] 杨玉刚, 尚革, 许林, 等. 不同厚度补偿膜对乳腺癌放疗计划剂量的影响 [J]. 中国医疗设备, 2022, 37 (4): 74–77.

[13] 廖雄飞, Jack Y, Yie C, 等. 等效均匀剂量优化法在肺癌调强放疗计划优化中的应用 [J]. 肿瘤预防与治疗, 2012, 25 (6): 337–340.

[14] 应微, 张德康. 主动呼吸控制与自由呼吸配合 bodyfix 固定装置用于胸部肿瘤 SBRT 对比研究 [J]. 中华放射肿瘤学杂志, 2021, 30 (7): 717–720.

腹部肿瘤的放射治疗

一、腹部肿瘤放射治疗概述

腹部肿瘤是指发生在腹部器官或组织中的恶性或良性肿块。放射治疗是腹部肿瘤常用的治疗方法，用于控制、缓解或治愈腹部肿瘤。腹部肿瘤可以根据其性质和发展方式分为多种类型，包括胃肿瘤、肝肿瘤、胰腺肿瘤、结肠肿瘤、肾脏肿瘤、卵巢肿瘤等。

在腹部肿瘤选择放射治疗时，应注意以下几点：

（1）在接受放射治疗前，要避免饮食过饱，适当的饮食习惯可以帮助减轻放疗不适感。

（2）如果患者患有活动性肝炎或胃肠炎，应等待急性炎症控制并确保病情稳定后再考虑进行放射治疗。

（3）如果患者肝功能异常或乙肝病毒复制活跃，应在开始放射治疗前优先处理肝功能问题，降低乙肝病毒含量。

（4）部分患者腹腔放疗时需要胃腔处于一定充盈状态或显影，可在放疗前饮用一定量的水或含造影剂的水。

（5）腹部肿瘤放射治疗时可能会照射到卵巢或睾丸，因此对于有生育需求的患者，应提前采取措施来保护患者的卵巢或睾丸。

二、腹部肿瘤的体位固定

腹部肿瘤的体位固定方法较多，需保证患者的舒适度，有利于患者较长时间地保持体位不变。

（一）体位固定前准备

（1）患者可穿着柔软、纯棉、轻薄、贴身的衣裤。

（2）放疗开始后为避免增加皮肤反应和造成体表标记线的脱落，应尽量避免对照射区域进行清洗。

（3）按照医嘱，体位固定前排空大便，憋小便至 250 mL 以上。

（二）体位固定实施

1. 热塑体膜固定方法

（1）利用激光灯摆放体板或一体板，使体板的中心线与 X 轴（左右方向）激光线重合，并使用固定装置进行固定。

（2）患者采用仰卧位，头先进，选择患者舒适的头枕，调整体位，使体中线与 X 轴激光线重合，两侧髂前上棘在同一水平面。患者裸露腹部，下身连同内裤脱至膝盖，双臂上举抱头或抓握固定器，双腿并拢，全身放松，平稳呼吸。

（3）在患者腹盆部覆盖单层薄尿布。使用 70 ℃恒温水箱浸泡低温热塑体膜至柔软透明，取出后，在厚毛巾上甩干大部分水分，体膜下侧需覆盖大腿近端 1/3，塑形并擦干表面水分。

（4）待低温热塑体膜充分冷却后，参照激光灯在体膜上粘贴医用胶布，并描绘出定位中心的三组"十"字线。

（5）嘱咐患者不要移动，摘除低温热塑体膜及薄尿布，参照激光灯在患者的体表正中与两侧描绘三对"十"字线。

（6）使用医用胶布、签字笔在患者的体位固定装置上注明患者姓名、病案号、性别、年龄、定位日期等身份识别信息，以及特殊的注意事项。

（7）填写《体位固定装置记录单》记录患者基本信息、体位、头枕型号、体板或一体板对应的刻度，特殊注意事项、留存定位照片等。

（8）嘱咐患者注意保持体表标记线清晰可见（图 5.1）。

2. 真空垫固定方法

（1）将真空垫平铺于治疗床正中位置，使用真空泵适度抽气使真空垫具有一定的硬度。

（2）选择患者感觉较为舒适的头枕，放于真空垫内合适位置。

（3）患者上身着贴身内衣，脱去下身衣物，只留宽松内裤。嘱患者坐于真空垫合适位置。

（4）让患者缓慢躺下，患者双手交叉放于额头。

（5）嘱患者放松躺平，调整患者体位，使体中线与 X 轴（左右方向）激光线重合，两侧髂前上棘在同一水平面。

（6）嘱患者双手交叉抓住真空垫，肩膀向两侧放松，注意双手交叉的顺序，可统一规定右手在上。

（7）使用真空泵适度抽气使真空垫具备塑形硬度。塑形要求：真空垫两侧面平坦；高度在髂骨翼区域体厚一半以下的位置；使真空垫两侧贴近患者身体并预留约一指的空隙。

（8）扶患者坐起休息，检查真空垫硬度以及头枕固定情况。协助患者再次躺于真空垫上，最后检查真空垫与患者身体是否适形（图 5.2）。

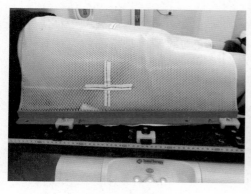

图 5.1　热塑体膜固定

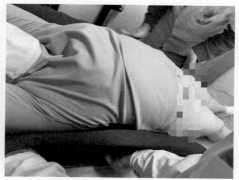

图 5.2　真空垫固定

（9）使用橡皮胶膏、签字笔在真空垫右上角标注患者姓名、性别、枕头的型号、主管医生和制作日期等。

（10）填写《体位固定装置记录单》记录患者的基本信息、体位、头枕型号、特殊注意事项、留存定位照片等。

3. 体板 + 塑形垫 + 低温热塑体膜

（1）使用固定装置将体板固定在定位床的适当位置，体板上安装两根卡条，以便把塑形垫固定在体板上，避免打滑错位，使体板的中心轴与 X 轴（左右方向）激光线吻合。

（2）将塑形垫烤软后放置在体板上，患者仅着内裤与贴身内衣，采用仰卧位，头先进，头垫头枕，双脚用脚垫固定，双手环抱肘关节放置于额部。调整患者体位，使体中线与 X 轴激光线重合，两侧髂前上棘在同一水平面。按压塑形垫充分塑形，并用四条弹性带固定，待冷却后移除四条弹性带。

（3）患者保持不动，制作低温热塑体膜，制作方法及定位标记线的描绘方法同"热塑体膜固定方法"。

（4）填写《体位固定装置记录单》，并将患者信息及特殊摆位注意事项在塑形垫和低温热塑膜上进行标注说明。

三、腹部肿瘤的模拟定位

腹部肿瘤治疗计划完成后，需要进行治疗中心的位置校准。根据 CT 模拟定位时的定位中心和治疗计划系统计算的移床数据，来确定患者的治疗中心。并参照计划系统传输的 DRR 图像进行位置匹配与验证，是精确放疗流程不可缺少的环节。

（一）CT 模拟定位

1.CT 模拟机定位原则

（1）仔细阅读《CT 模拟定位通知书》和患者病历，确认患者身份及扫描要求，向患者交代定位注意事项。

（2）患者于定位前 2 小时口服稀释的泛影葡胺（60% 的泛影葡胺 10 mL + 200 mL 水），用于肠道显影。排空大便，憋小便 250 mL 以上。有憋胀感后通知医务人员。

（3）定位前需了解患者是否有过增强史，是否有过敏史，服用二甲双胍类药物的患者是否停药超过 48 小时。详细交代含碘类高压注射的注意事项，并由患者及家属在知情同意书上签字。定位当天需要患者家属陪同，定位前口服醋酸地塞米松片 1.5 mg，做好含碘类对比剂过敏事件的预防和紧急处理准备。

2.CT 模拟机定位方法

（1）按照体位固定的要求，参照激光灯正确摆位，并在三组"十"字线中心上粘贴金属标记点，如图 5.3 所示。患者阴道内放置硅胶标记管，标记阴道长度及顶端位置。患者一般取仰卧位，平躺，采用体位固定。术后及肥胖患者，小肠进入盆腔较多时，可采用俯卧位。CT 定位标记点放置：头脚方向可设定在脐下 5~10 cm，水平方向一般以腋中线为准，左右方向则在体中线处。

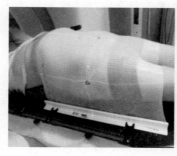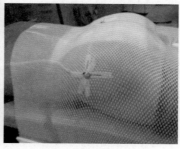

图 5.3　使用金属标记点标记定位中心进行 CT 扫描

（2）扫描一幅定位像（topogram）。

（3）注射护士进行高压注射，注射对比剂 100 mL，流速 2~2.5 mL/s，延时 30~35 秒开始扫描，定位期间严密观察患者情况。

（4）进行定位图像扫描。扫描条件：管电压 120~140 kV，管电流 325 mA，层厚 5 mm，接续扫描无重叠，视野（field of view，FOV）需包全患者外轮廓。单纯盆腔野扫描范围：L3 上缘至坐骨结节下 2 cm；盆腔＋腹主动脉旁淋巴结扫描范围 T10 上缘（或膈肌上缘）至坐骨结节下 2 cm。

（5）扫描结束后，确认左右金属标记点的位置是否在同一水平线上，且三个金属标记点在同一层面。观察患者外轮廓与真空垫、低温热塑膜是否吻合良好。

（6）移除固定装置，拔除硅胶阴道标记管。传输图像至服务器，并填写《CT 模拟定位记录单》。

（7）嘱咐患者多饮水，多排尿，在候诊区域休息观察 30 分钟，注意观察是否有过敏反应，注意保护好体表标记线。

（二）MRI 模拟定位

1.MRI 模拟定位原则

（1）由主管医生向患者说明 MRI 模拟定位的目的、扫描过程、定位要求及可能发生的风险，与患者充分沟通并签署《患者知情同意书》。

（2）按照临床要求，患者应进行肠道准备，直肠排空及膀胱充盈的程度与 CT 模拟定位时保持一致。

（3）进入核磁室前由核磁技师再次进行安全确认，患者体内不得有可磁化的金属植入物，所有金属物品包括硬币、首饰、轮椅和氧气瓶等均不得带入机房。

（4）患者进入核磁室可佩戴耳塞等减轻噪声。

（5）带有神经刺激器、心脏起搏器、人工心脏金属瓣膜、体内有金属或磁性物植入史及早期妊娠的患者不能进行检查，以免发生意外。

（6）颅脑、神经系统检查者，无需特殊准备；作头颅、颈部检查的患者，检查时不能眨眼及作吞咽动作。烦躁患者必须事先使用镇静药物。

（7）腹部检查者，检查前一周内不做胃肠钡餐检查，检查前禁食 4 小时。

（8）检查前需要更换衣服，除去项链、胸衣、手表、钱包、磁卡、手机、钥匙、活动假牙、假肢、义眼等，上述物品交家属保管。

（9）严禁各类大型金属物体进入检查室内，如车、床、担架、拐杖、氧气瓶、轮椅等，以防造成严重的设备损害甚至危及人身安全。

（10）MRI 检查时间长，请患者及家属耐心配合，危重患者不能做此检查。

2.MRI 模拟定位方法

（1）患者采用与 CT 模拟定位相同的体位和体位固定方式，体位固定装置的材质不能影响核磁成像的质量，由于碳素材质有导电特性，因此不能采用。

（2）按照体位固定要求，参照激光灯正确摆位。使用核磁专用定位标记点，在定位中心三组"十"字线处做标记。加载核磁线圈，线圈中心指示标识应与摆位激光灯重合。

（3）患者摆位完成后进床至扫描中心位置，进床距离与外激光定位灯及扫描中心层面间距相同。

（4）核磁技师确认准备工作完成后，清场并关闭屏蔽门。

（5）新建患者目录，明确患者姓名、性别、出生年月日、病案号、身高、体重等关键信息。

（6）进入扫描序列选项，根据临床医师需求进行序列编辑。

（7）扫描定位像，并在定位像基础上进行扫描序列参数编辑，保证扫描中心及扫描范围准确无误。多序列扫描时应确保多序列扫描中心的一致性。扫描序列一般选择 T1 加权像、T2 加权像和 DWI，扫描层厚为 5 mm（图 5.4）。

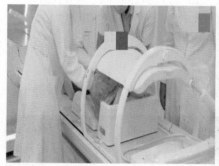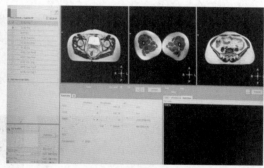

图 5.4　MRI 模拟定位

（8）检查影像质量，确保扫描图像临床可用，并将患者核磁图像传输至计划系统。

（9）扫描序列全部完成后进入核磁室，退床至初始位置，卸载扫描线圈，并解除体位固定装置，辅助患者下床并陪同患者走出核磁扫描室。

四、腹部肿瘤的体位验证

治疗计划完成后，需要进行治疗中心的体位验证。目前常用的治疗中心体位验证方法有常规模拟定位机验证和 CT 模拟定位机验证。

（一）常规模拟定位机验证

（1）按照体位固定要求，参照激光灯正确摆位。

（2）在模拟定位机工作站上，输入患者信息，建立患者的校位档案，调取校位参考图像。

（3）根据治疗计划报告单给出的移床数据移动治疗床至相应位置。

（4）设置机架角度0°，准直器0°，选择合适的射野尺寸，曝光，获取机架角度0°时的X线影像，与患者治疗计划0°的DRR图像进行比对，并保存校位图像。

（5）设置机架角度270°，准直器270°，选择合适的射野尺寸，曝光，获取机架角度270°时的X线影像，与患者治疗计划270°的DRR图像进行比对，并保存校位图像。

（6）校位误差要求小于5 mm，读取机架角度0°时的SSD值并记录，使用胶布覆盖原定位中心"十"字线，重新描绘校位后的治疗中心"十"字线。

（7）校位图像需要由现场医师确认或传输至服务器由主管医师离线审核确认。

（8）移除体位固定装置，填写校位记录，位置校准结束，如图5.5所示。

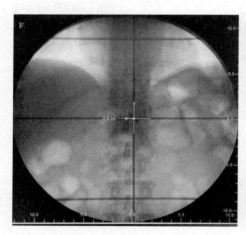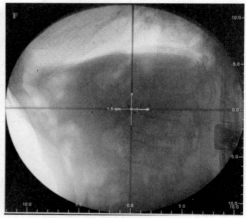

图5.5 常规模拟定位机位置校准

（二）CT模拟定位机验证

（1）将CT模拟定位机的激光灯位置归零。

（2）按照体位固定要求，参照激光灯正确摆位。

（3）根据治疗计划报告单给出的移床数据，调整激光灯到达指定位置。

（4）参照激光灯，使用医用胶布覆盖定位中心"十"字线，重新描绘治疗中心，并在三组"十"字线中心处粘贴金属标记点，进行扫描，比较扫描的中心位置图像与治疗计划的中心位置图像，误差要求小于5 mm。

（5）移除体位固定装置，填写校位记录，位置校准结束。

五、腹部肿瘤的放疗实施

腹部肿瘤首次治疗时，要求主管医生必须到场参与摆位，确认图像引导配比结果，交代注意事项等。治疗前的位置验证结果，需要医生确认签字后才能实施放疗。后续治疗按照医嘱要求的分割方式及图像引导方案进行，精确摆位，保证治疗的重复性和准确性。

（一）外照射实施前准备要求

（1）放疗开始前需要认真核对患者的身份信息，核对患者姓名、性别、病案号、年龄等。

（2）核实患者是否已完成位置校准环节。检查固定装置是否齐全，前期流程工作人员的签字是否齐全，是否签署了《放疗知情同意书》。

（3）核对治疗单、治疗计划报告单和加速器验证与记录系统的患者基本信息、治疗数据以及相关参数是否一致。治疗计划单、治疗单的签字是否完成。

（4）认真阅读治疗单，充分了解患者的治疗概况，包括计划名称、治疗技术、照射部位、射野数、分割方式、疗程及治疗次数、固定方法、图像引导方法及频率、特殊要求等，以及患者的摆位信息，包括患者体位、头枕型号、固定装置与各项位置参数要求、手臂位置、射野分布示意图、摆位参照照片等。

（二）图像引导流程

图像引导是精确放疗的重要保障，确保治疗位置的准确性。可以根据实际情况制订个性化的图像引导方案。各方向配比误差要求小于5 mm，如单次验证大于5 mm需要重新摆位，如多次摆位误差超出5 mm需要查找原因，必要时重新进行位置校准。此外，宫颈癌放疗需要关注膀胱和直肠的充盈程度、子宫的形态与位置等。

（1）二维图像引导方法。

①按照体位固定要求，参照激光灯正确摆位。

②应用配准软件进行图像配比，选择合适的窗宽窗位（$W=400$ mm、$L=40$ mm），选择配准的感兴趣区，采用灰度配准方法，进行自动配准，自动配准后需要人工审核配准结果。

③配准时以骨性标记为准，例如骨盆、脊柱等。同时要观察患者膀胱充盈程度，发现问题需要及时处理或与主管医生进行沟通，决定下一步操作。

④将机载影像系统收回，根据配比结果，自动移床修正后可实施治疗，如图 5.6 所示。

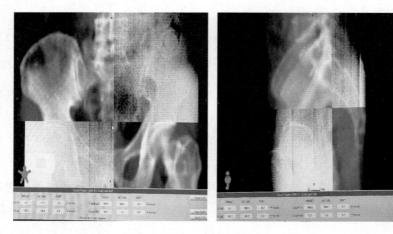

图 5.6 二维图像引导

（2）三维图像引导方法。

①按照体位固定要求，参照激光灯正确摆位，如图 5.7 所示。

②调取图像引导扫描程序，使用机载影像系统进行三维图像扫描，扫描参数如表 5.1 所示。

表 5.1 三维图像扫描与配准参数

设备名称	扫描层厚	扫描长度	感兴趣区范围	配准条件
CBCT	2.5 mm	450 mm × 450 mm	靶区、膀胱、子宫、小肠、直肠	骨性配准（Vrt、Lng、Lat 方向）

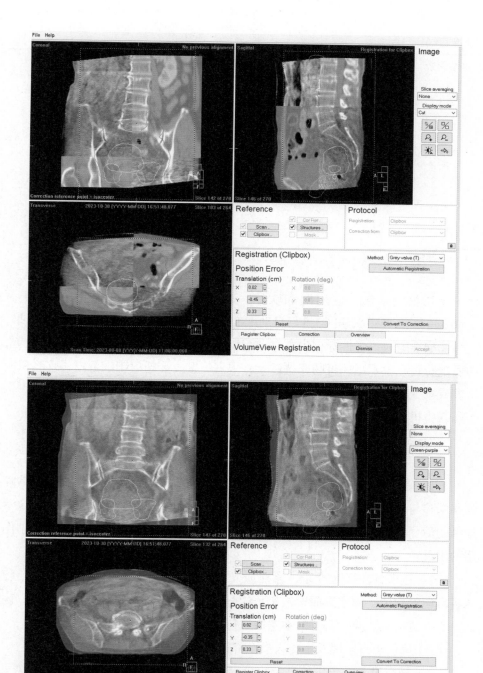

图 5.7　三维图像引导

续表

设备名称	扫描层厚	扫描长度	感兴趣区范围	配准条件
XVI	5 mm	265 mm × 265 mm	靶区、膀胱、子宫、小肠、直肠	骨性配准（Vrt、Lng、Lat 方向）
MVCT	6 mm	手动选择包全靶区	靶区、膀胱、子宫、小肠、直肠	骨和软组织超精细配比（Vrt、Lng、Lat、Roll 方向）
In-room FBCT	5 mm	手动选择包全靶区	靶区、膀胱、子宫、小肠、直肠	骨性配准（Vrt、Lng、Lat 方向）

注：Vrt 腹背、Lng 头脚、Lat 左右、Roll 旋转

③扫描完成后，应用配准软件，选择合适的窗宽窗位（$W=400 \, mm$、$L=40 \, mm$），选择感兴趣区，进行自动配准，自动配准后需要人工审核配准结果。

④配准时应以骨性标记为主，同时注意观察子宫、膀胱、直肠、小肠的位置，如发现膀胱充盈不足，直肠充盈过大，子宫位置改变超出靶区范围，宫腔积液增多或减少等情况，需要及时处理或与主管医生进行沟通，决定下一步操作。

⑤将机载影像系统收回，根据配比结果，自动移床修正后可实施治疗。

（三）外照射治疗实施

（1）首次摆位要求主管医生到场参与摆位。每次摆位需要至少两名治疗师共同参与。首次摆位前需向患者交代注意事项，要求患者充分放松，配合治疗师的治疗。后续每次摆位治疗前简单询问患者病情进展情况、是否有毒副作用的出现。

（2）按照体位固定要求，参照激光灯正确摆位，摆位完成后，检查治疗床各方向的数值、固定野照射机架角的分布情况，旋转照射机架角的路径，确认是否有碰撞的危险，必要时在室内进行模拟旋转确认。

（3）确认患者家属及工作人员全部撤离后，关闭防护门。

（4）核查患者的身份信息及治疗信息是否正确，确保无误后按照图像引导方案进行图像引导或直接开始出束治疗。

（5）治疗前对患者进行宣教，遇紧急情况可以挥手或呼喊求救。治疗时，

治疗师严密监视和监听，遇紧急情况立即停止出束并进行处理。

（6）出束结束后进入机房将治疗床降低，移除体位固定装置，询问患者是否有异常感受，搀扶患者起床。

（四）外照射注意事项

（1）遵医嘱每周检查一次血常规，如遇白细胞减少时应停止放疗，请主管医生处理。

（2）若患者体重变化明显，会导致低温热塑体膜过松或过紧，要及时与主管医生沟通处理。

（3）定期观察患者照射区域皮肤的变化，如皮肤反应比较严重，要及时与主管医生沟通处理。

六、腹部肿瘤的放射治疗计划设计与计划评估

（一）腹部肿瘤放射治疗计划设计

1. 腹部肿瘤放疗计划设计原则

（1）心理护理。针对患者对后装施源器置入术可能存在的恐惧心理，治疗师需要对患者提供有效的心理护理。尽管大多数患者可以在清醒状态下接受该过程，但由于个体差异，一些患者可能会非常敏感。在这种情况下，可以采用安抚措施，或者使用盐酸奥布卡因凝胶进行表面麻醉。在极少数需要的情况下，可以考虑在静脉麻醉下行后装施源器置入术。

（2）直肠和膀胱的充盈状态。腹部肿瘤放疗时，辐射剂量的分布与直肠和膀胱的充盈状态密切相关。因此在定位前，需要确保直肠排空，同时膀胱保持一定的充盈状态。在治疗过程中，应尽量保持与定位时相同的充盈状态。如果发生较大的变化，需要重新定位和重新设计治疗计划，以确保放射治疗的准确性和有效性。

2. 腹部肿瘤放疗计划设计的前期准备

（1）所有拟进行近距离后装治疗的患者需检查感染四项，对于阳性患者，

需要采取措施防止交叉感染。

（2）无菌手术服、无菌单、后装施源器、扩阴器、手术器械、辅料送手术供应室进行无菌消毒。

（3）准备碘酒、生理盐水、避孕套、纱条、肛管、假源、尿袋等。

3. 腹部肿瘤放疗计划设计步骤

（1）勾画身体轮廓、辅助器官限量区。在放疗计划设计的初始阶段，首要任务是勾画患者的身体轮廓（body contour）以及任何与放疗计划相关的辅助器官或组织的限量区域。包括肿瘤目标区域、危及器官和健康组织。精确的轮廓勾画对于确保辐射剂量的准确性至关重要。

（2）确定原点（CT定位点）。在计划中，需要明确定义一个原点或CT定位点，这个点通常位于患者身体的中心或特定的解剖标志物附近。原点的选择对于计划的精确性至关重要，因为它将成为计算和定位的参考点。

（3）设置照射野。一旦轮廓勾画完成并确定了原点，接下来需要设置合适的照射野。包括确定射野的大小、形状和方向，以确保辐射剂量能够准确地照射到肿瘤目标区域，并最大限度地减小对周围正常组织的损伤。

（4）设置等中心。在放射治疗计划中，需要明确选定一个或多个等中心点，这些点通常位于肿瘤目标区域内。等中心点的选择影响着辐射剂量的分布和适形度，因此需要仔细确定它们的位置。

（5）给定处方剂量、设置优化函数。在制订计划时，需要明确处方剂量，即患者将接受的总辐射剂量。此外，还需要设置优化函数，这些函数用于指导计算机程序优化剂量分布，以最大限度地满足治疗目标，同时最小化对危及器官和正常组织的剂量。

（6）主要危及器官及剂量限制。

直肠：$V_{50} < 40\%$。

膀胱：$V_{50} \leqslant 40\%$。

小肠：$V_{40} \leqslant 40\%$，$D_{max} \leqslant 52 \, Gy$。

股骨头：$V_{50} \leqslant 5\%$。

肾：$V_{22.5} \leqslant 33\%$，$D_{mean} \leqslant 18 \, Gy$。

肝：$V_{30} \leqslant 60\%$，$D_{mean} \leqslant 30 \, Gy$。

胃：$V_{40} \leqslant 50\%$。

脊髓：$D_{max} \leq 45\ Gy$。

（7）计划优化，剂量计算。一旦所有参数和约束条件都明确设置，计划进入优化和剂量计算阶段。计算机程序将根据优化函数和设定的剂量分布目标，自动调整射野的形状、位置和强度，以生成最佳的放疗计划。此过程需要高度的计算精度和专业知识，以确保患者获得最佳的治疗效果。

4. 宫颈癌（外照射）放疗计划方案

（1）治疗体位：仰卧位是最常使用的体位固定方式；照射部位小肠较多者可使用俯卧位，但重复性略差。

（2）靶区特点：紧邻膀胱、直肠、小肠、股骨头等危及器官。

（3）照射范围：包括子宫、宫颈、宫旁、部分阴道、盆腔淋巴结区、腹股沟、腹主动脉旁淋巴结区等。

（4）处方剂量：45~50 Gy，部分靶区增量 10~15 Gy。

（5）3D–CRT 计划设计：

①靶区：横断面呈"方形"，如图 5.8 所示。

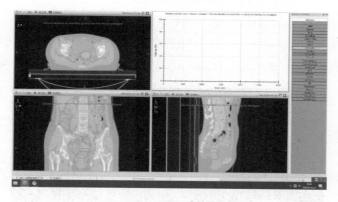

图 5.8　"方形"横断面

②常规采用 4 野"箱式"照射，调整射野权重至剂量均匀，也可添加楔形板使得剂量分布更均匀。

③无法使用楔形板的计划可采用"子野"技术，复制90°或者270°射野，移动叶片对高剂量区进行遮挡。添加"子野"后，高剂量区消失剂量分布更均匀。

④挡直肠：前 15 次计划正常设计，剩余次数设计挡直肠计划，将 0°和180°射野的小机头转90°，移动 MLC 遮挡直肠。

（6）IMRT 计划设计：

①靶区：范围较大，形状不规则，同步加量靶区，如图 5.9 所示。

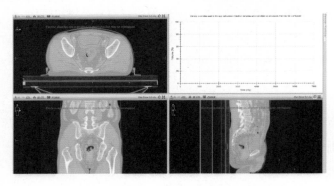

图 5.9　形状不规则靶区

②常规：从 0°开始 7 野均分布野，重点保护膀胱直肠，需注意小肠受到的最大剂量。

③复杂靶区：区长，宫旁及多个淋巴结需同步补量，7 野计划难以实现。从 0°开始，9 野均分布野，射野间隔 40°。

④保护卵巢：前后布野，避开卵巢，间隔小。

（7）VMAT 计划设计：一般用双弧照射，研究显示双弧的结果优于单弧，特殊计划可采用分段弧照射，如图 5.10 所示。

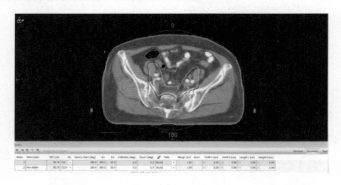

图 5.10　双弧照射

5. 直肠癌放疗计划方案

（1）治疗体位：俯卧位可以更好地保护小肠和膀胱等。

（2）照射范围：瘤床、骶前软组织、髂内血管周围淋巴引流区、髂外血管淋巴引流区及会阴手术疤痕等。

（3）处方剂量：45~50 Gy，瘤床增量至 56 Gy。

（4）靶区特点：靠后，紧邻膀胱等危及器官。

（5）3D-CRT 计划设计：采用 3 野设计计划，两侧野加楔形板。

（6）IMRT 计划设计：从 0° 开始，7 野均分布野，如图 5.11 所示。

（7）VMAT 计划设计：采取全弧或者半弧照射，如图 5.12 所示。

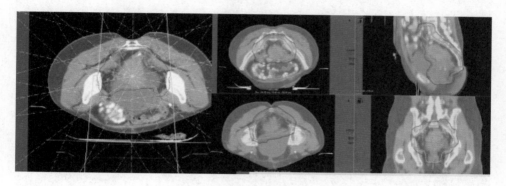

图 5.11　7 野均分布野

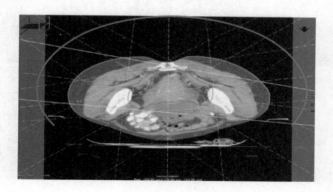

图 5.12　VMAT 计划设计

6. 前列腺癌放疗计划方案

（1）治疗体位：仰卧位。

（2）照射范围：前列腺、精囊腺及盆腔淋巴引流区。

（3）处方剂量：盆腔 45~50 Gy，前列腺增量至 65~70 Gy。

（4）IMRT 计划设计：

①靶区包括盆腔淋巴引流区，仰卧位，如图 5.13 所示。180° 开始 7 野均分布野。

②靶区仅包括前列腺，0° 开始 7 野均分布野，如图 5.14 所示。

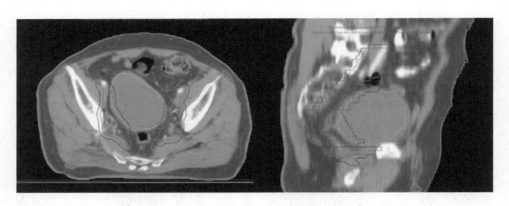

图 5.13　IMRT 计划设计

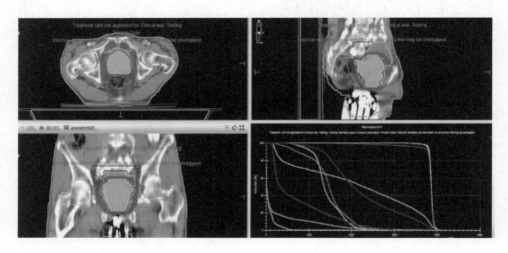

图 5.14　7 野均分布野

③对术前超声能清楚看到前列腺组织的患者，可配合超声引导技术实现精准放疗。

（二）设计评估

（1）评估目标和范围。在进行腹部肿瘤放疗计划设计评估时，首先需要明确评估的目标和范围。目标应聚焦于计划的安全性、有效性和实施的可行性。评估范围则包括剂量分布、照射野设定、优化函数的设置以及对辅助器官和周围正常组织的保护。

（2）剂量分布评估。对放疗计划中的剂量分布进行严格审核，确保其能够满足临床需求。评估计划中肿瘤目标区域的剂量分布是否均匀，以及是否能达到预定的治疗效果。同时，也需要注意检查是否有过度照射或剂量不足的区域。

（3）照射野和技术参数评估。审核照射野的设定是否准确，是否能确保对肿瘤的全面覆盖，同时最大限度地减少对正常组织的损害。同时，对技术参数如束能、角度、时间等进行评估，确保其科学合理。

（4）优化函数和约束条件评估。评估优化函数的设置是否符合治疗目标，是否有助于优化剂量分布。同时，检查约束条件的设定是否合理，以确保在满足治疗需求的同时，尽可能减少对正常组织和危及器官的影响。

（5）安全性和可行性评估。根据评估结果，分析放疗计划的安全性和可行性。考虑在实际操作中可能遇到的困难和风险，提前作好相应的准备和预案。

（三）腹部危及器官剂量限值

（1）肝脏：

①肝癌放疗：有肝硬化 $D_{mean} < 23 \, Gy$，无肝硬化 $D_{mean} < 30 \, Gy$，无肿瘤肝 $V_{50} < 33\%$。

②胃癌放疗：肝脏 $V_{30} < 30\%\sim60\%$。

③胰腺癌放疗：肝脏 $V_{30} < 30\%\sim60\%$。

（2）肾脏：

①常规：$D_{mean} < 15 \, Gy$，$V_{18}\sim V_{20} < 30\%$，$V_{10} < 50 \, Gy$。

②仅存单侧肾：$V_{18} < 10\%$。

③肝癌放疗：双肾 $D_{mean} < 18 \, Gy$，双肾 $V_{12} < 55\%$，$V_{20} < 32\%$，$V_{23} < 30\%$，$V_{28} < 20\%$。

④胃癌放疗：双肾 $D_{mean} < 15 \, Gy$，右侧肾脏 $V_{22.5} < 33\%$，左侧肾脏 $V_{15} < 33\%$。

⑤胰腺癌放疗：双肾 $D_{mean} < 15 \, Gy$，右侧肾脏 $V_{22.5} < 33\%$，左侧肾脏 $V_{15} < 33\%$。

（3）膀胱：

①直肠癌放疗：$V_{50} < 50\%$。

②前列腺癌放疗：（大分割）$V_{40} < 50\%$，（常规分割）$V_{50} < 50\%$。

（4）直肠：$V_{50} < 40\%$，$V_{40} < 50\%$，前列腺癌 $V_{60} < 30\%$，$V_{70} < 10\%$～20%。

（5）小肠：$V_{50} < 5\%$～10%，$D_{max} < 50$～$52\ Gy$，$D_{mean} < 30\ Gy$，$D_{120cc} < 15\ Gy$。

（6）股骨头：$V_{40} < 5\%$ 或 $V_{50} < 5\%$，$D_{max} < 52\ Gy$。

（7）卵巢：$D_{max} < 12\ Gy$。

（8）睾丸：$D_{max} < 4\ Gy$。

（9）十二指肠：$D_{max} < 50$～$54\ Gy$，V_{45}～$V_{50} < 15\%$，V_{50}～$V_{54} < 10\%$。

（10）结肠：$V_{50} < 10\%$。

（11）脊髓：$D_{max} < 45\ Gy$。

（12）胃：$D_{max} < 50$～$54\ Gy$，V_{45}～$V_{50} < 15\%$，V_{50}～$V_{54} < 10\%$。

参考文献

［1］王雪桃，肖江洪，赵建玲，等．基于 RayStation 计划系统的宫颈癌容积旋转调强自动计划设计［J］．中华放射医学与防护杂志，2018，38（10）：751-755.

［2］陈济鸿，柏朋刚，陈文娟，等．基于数据库的宫颈癌自动调强计划设计可行性研究［J］．中华放射肿瘤学杂志，2020，29（2）：141-145.

［3］张富利，刘清智，王雅棣．基于配置不同类型 MLC 叶片加速器的宫颈癌术后调强放疗计划评估［J］．中国医学物理学杂志，2013，30（5）：4383-4386.

［4］董胜楠，黄洋洋，杨军，等．非共面 IMRT 在宫颈癌放疗计划中保护卵巢的可行性探讨［J］．现代肿瘤医学，2023，31（1）：140-143.

［5］杨涛，徐寿平，解传滨，等．前列腺癌质子调强与光子容积旋转调强放疗计划质量评估［J］．中华放射医学与防护杂志，2020，40（1）：19-

25.

［6］金丽媛，付春鹏，丁静静，等．基于国产和进口直线加速器实施前列腺癌调强放射治疗的临床剂量学评估［J］．中国医疗设备，2021，36（4）：86-89.

［7］周解平，彭昭，宋宇宸，等．基于危及器官 DVH 预测模型的前列腺癌自动计划研究［J］．中华放射肿瘤学杂志，2019，28（7）：536-542.

［8］王伟平，杨波，庞廷田，等．胰腺癌不同调强方式的剂量学比较［J］．协和医学杂志，2014（4）：417-421.

［9］曹洋森，李左峰，徐宁，等．胰腺癌质子调强与光子容积旋转调强计划的剂量学比较［J］．中华放射医学与防护杂志，2022，42（2）：103-109.

［10］曹洋森，张建英，李婷婷，等．五种光子放疗设备在胰腺癌立体定向放疗中剂量学比较［J］．中华放射肿瘤学杂志，2021，30（2）：156-163.

［11］徐慧军，李玉，张素静．巨块肝癌分靶区计划设计与评估［J］．中国医学工程，2013，21（7）：1-2，5.

［12］李纪伟，李玉，王小深，等．巨块型肝癌的分段计划设计与整体计划设计［J］．医疗装备，2018，31（3）：40-42.

［13］侯俊，方春锋，田飞燕，等．原发性肝癌质子调强与光子螺旋断层放射治疗计划质量评估［J］．实用癌症杂志，2021，36（9）：1457-1462.

［14］夏文龙，陈波，黄鹏，等．基于计划质量度量（PQM）量化比较有无均整器模式下肝癌容积旋转调强放疗计划［J］．中华放射医学与防护杂志，2018，38（9）：680-683.

［15］赵建东，徐志勇，胡伟刚，等．主动呼吸控制技术用于原发性肝癌放疗的可行性及剂量学研究［J］．癌症进展，2006，4（4）：319-326.

［16］朱夫海，吴伟章，任刚，等．肝癌体部 γ 刀与 HT 的剂量特点分析［J］．中华放射肿瘤学杂志，2015，24（2）：189-192.

［17］廖雄飞，Jack Y，黎杰，等．前列腺癌调强放疗计划等效均匀剂量法优化研究［J］．中华放射肿瘤学杂志，2013，22（2）：143-146.

［18］Ying W，Liang L，Wang Y，et al. Error analysis of applicator position for combined internal/external radiation therapy in cervical cancer ［ J ］. Oncol Lett，2018，16（3）：3611-3613.

第六章
其他部位肿瘤的放射治疗

在肿瘤放疗的临床实践中，除了对头颈部、胸部和腹部等常见部位肿瘤的治疗外，还有一些涉及全身的其他部位肿瘤放疗，例如全脑全脊髓放疗（craniospinal irradiation，CSI）、全身皮肤电子线照射（total skin electron irradiation，TSEI）等全身照射放疗（total body irradiation，TBI）。TBI 的主要目的是消除恶性细胞，防止移植物排斥反应，并为移植做好准备。在 TBI 中，由于不均匀的体型和组织密度变化，很难获得均匀的剂量分布。放射治疗的主要目标是挽救关键器官，同时在目标体积内实现均匀的剂量分布。

一、全脑全脊髓放疗

（一）全脑全脊髓放疗体位固定

全脑全脊髓的放疗照射一般用于髓母细胞瘤、松果体区生殖细胞瘤和分化差的室管膜瘤等易沿蛛网膜下腔间隙的脑脊液循环扩散和种植的肿瘤患者。其体位固定方法如下：

（1）要求患者俯卧在特制的床垫上，患者的额头和下颌尖应紧贴头架，调整头架的角度需以确保颈髓处于水平位置，用面罩固定。同时，患者的双肩应该自然下垂，两臂放于身体两侧，如图 6.1 所示。

（2）通过透视进一步调整患者的体位，以确保头部和脊髓在矢状面上呈一直线。然后将治疗床升高至源皮距（SSD）为 100 cm，确定胸段脊髓的位置，因为全颅野的小机头的角度与此脊髓的长度有关。上边界通常放置在 C5—6

的位置，而下边界则根据整条脊髓的长度和设备能提供的最大面积来调整，通常宽度为 4 cm。对于腰椎骶段的照射，上边界与上一照射区的下边界之间的间隔，可以根据相似三角形的原理来计算，下边界通常设在 S3 下缘。两侧边界需要包括骶孔。

（3）设定全颅野，将照射野中心放置在头颅的中心，并将机架旋转至 90°（床的左右位置不能移动）。接下来，升降或纵向移动床，将上边界留出 3~4 cm，以备缩小照射区域。下边界与下一照射区的上边界相邻，前后边界需要适当开放。进入定位机房后，测量射野深度（100 cm−SSD），然后将床左

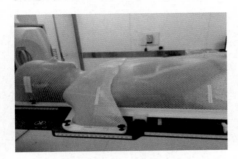

图 6.1　全脑全脊髓放疗体位固定示意图

右移动至 SSD−100 cm，根据计算出的角度旋转床体和光栅，使全颅野的下边界与胸椎野的上边界相隔一段距离。然后，在患者上方勾画出照射野，并拍摄铅模片。

（4）设定对侧照射野，将机架旋转至 270° 位置，然后设定对侧照射野。在此过程中，治疗床的高度和前后位置不应有任何移动，其他步骤照旧。

注意：相邻野之间的间隙，必须在照射到一定剂量以后，进行上下移动，以免接野处剂量重叠或过低（具体范围可根据临床医师的要求而做调整）。

（二）全脑全脊髓放疗的模拟定位

1. 常规模拟机定位

全脑全脊髓放疗常规模拟机定位方法如下：

（1）确定全脊髓照射野。

①全野分颈胸部和腰部上下 2 个野，亦可根据患者脊髓实际长度，分 2~3 个照射野，源皮距垂直照射。

②上野上界接头部野下缘，野宽为 4 cm，骶骨部包骶孔于野内，故该部位野宽为 8 cm。

③移床确定上部野，使光野中心移至患者胸背部位置，将床降低至等距离

照射（如源皮距 =100 cm）。

④确定上部髓野范围。X 线透视使上部野上界定在 C5—6 椎体之间，下界尽量定在腰 1 下（因骶下端在腰水平），野宽包椎弓根外 1 cm，进机房内为患者画射野体表线并注意观察源皮距 =100 cm。在上部髓野下界放丝，在头颈部面膜左侧画上部脊野的前部发散投影线并放铅丝。

⑤移床确定下部野，前移床面使光野中心点位于腰部脊髓上部野下界位置，使源皮距为 100 cm 并旋转床面角度 90° 或 270°。

⑥确定下部脊野范围。X 线透视通过半束将髓下部野上界准直器关闭为 0，转机架角度至 9° 左右使中心轴线与脊上野下界发散角一致，脊下部野下界定在 S3 水平。

⑦脊髓野根据患者脊深度选择 12~20 MeV 电子线照射。

⑧由于电子线束 50% 等量线在 5 cm 深处偏离射野边缘 0.3 cm，同时 X 线偏离 0.15 cm，所以头部野与上脊髓野在皮肤表面上的间隔应为 0.45 cm。两个脊髓野的间隙为 0.6 cm，这样各野的 50% 等剂量线在皮肤下 5 cm 深处相交。

⑨记录患者各照射野大小、机架角度、准直器角度及照射深度等治疗参数。

（2）确定全脑照射野。

①全脑用对野水平等中心照射。

②调整模拟机床的位置，使纵轴线激光线过患者头部正中矢状线，两侧"十"字形激光置于患者头部颅脑位置；确认机架及准直器角度归零，X 线透视观察患者鼻中隔与模拟机 "#" 字形框野中的 Y 轴线是否重合，如果未重合左右平移床面进行调整。

③旋转机架至 90°，升床或纵向移床，源皮距 =100 cm，下界在颈 4 椎体水平，上界开放至骨外 3 cm（为将来与髓野移动预留位置），前后界开放。

④读取治疗深度（源皮距 =100 cm），必要时转床体及小机头角度，使全脑野的下界与颈胸野的上界相接，然后画出射野并拍片做铅模。

⑤转动机架至 270° 定对侧野，保持治疗床位置不变，其他步骤照旧。

⑥前颅窝挡块位置在眶上缘下 0.5 cm，中颅窝挡块位置在颞叶下 1 cm，挡块后下界在椎体前 0.5 cm。

⑦记录患者各照射野大小、机架角度、准直器角度及照射深度等治疗参数。

2.CT 模拟机定位

全脑全脊髓放疗 CT 模拟机定位方法如下：

（1）对于俯位使用船形枕和头部热塑膜配合真空固定垫进行体位固定患者，流程如下：

①患者 CT 模拟时体位固定按照体位固定时的体位摆位。

②将 CT 模拟定位机外置光系统复位置零。

③打开定位激光灯，选择两套定位虚拟等中心。选择颅脑等中心点时，X 轴激光灯投影于眉弓上缘水平，冠状位是体中线的交点，矢状位选择两侧外耳孔上 1~ 2 cm 处交点。选择胸腰段等中心点时，移动定位床，X 轴激光灯投影于患者肚脐上 5 cm 水平，两侧高低水平线不动。

④在三组激光灯"十"字交叉处贴 3 个白色胶布，使用红色记号笔描出激光灯"十"字线，放置金属小球作为标记点，并与激光线交叉点完全重合。

⑤在患者额头、颈部或背部处另贴一块胶布描出矢状面激光线位置。

（2）对于仰卧位头体一体固定板体板配合头颈肩热塑膜加热塑体膜进行固定患者，流程如下：

①患者 CT 模拟时体位固定按照体位固定时的体位摆位。

②将 CT 模拟定位机外置激光系统复位置零。

③打开定位激光灯，选择两套定位虚拟等中心。选择颅脑等中心点时，X 轴激光灯投影于眉弓上缘水平，冠状位是体中线的交点，矢状位选择两侧与腋中线交点。选择胸腰段等中心点时，移动定位机床，X 轴激光灯投影于患者肚脐上 5 cm 水平，两侧高低水平线不动。

④在三组激光灯"十"字交叉处贴 3 个白色胶布，使用红色记号笔描出激光灯"十"字线，放置金属小球作为标记点，并与激光线交叉点完全重合。

⑤在患者额头、下巴或胸骨处另贴一块胶布描出矢状面激光线位置。

⑥保持床的位置不变，在体部选择较为平坦处再次描出激光灯"十"字线位置，放置金属小球作为标记点，并与激光线交叉点完全重合，作为体部定位备用中心。

（3）CT 模拟定位的扫描及图像传输。

①在 CT 模拟定位系统患者登记界面中输入患者信息，对患者进行建档，设定扫描程序，设置扫描体位。

②获取患者扫描部位冠状面 CT 定位相（至少包括头顶至锁骨下 5 cm 区域），再次通过冠状面定位图像确认患者位置是否有倾斜。

③根据医嘱在冠状面定位图像上设置扫描范围。确保扫描扩展视野足够包括患者肩部最宽处，扫描层厚一般为 5 mm，扫描范围自颅顶上 1~2 cm 至 S4 下缘 1~2 cm，以保证患者轮廓完整性。

④扫描参数一般设置为管电流 300 mA 左右，管电压为 120~140 kV，对于未成年人应酌情降低管电压到 60~120 kV。

⑤注射造影剂置管时，要选择弹性好、比较粗直的血管，避开中心静脉，保证静脉置管的通畅和安全。增强扫描采用高压静脉注射，成人注射速率为 2.0 mL/s，儿童一般为 1.0 mL/s；成人对比剂使用量为 100 mL，儿童用量不超过 2 mL/kg。

⑥扫描结束，俯卧位船形枕和头部热塑膜配合真空固定垫固定患者，移动激光灯使其投影在所选的皮肤参考点及负压垫或体膜两侧，分别在真空负压垫或体膜两侧及胸腹部所选的参考点做好"十"字标记线，并标注相应刻度数，嘱患者保留标记线到治疗结束。

⑦对于仰卧位头体一体固定板配合头颈热塑膜进行固定的患者，摆位参考标记设置如下：首先，选取患者胸部皮肤牵拉少且与体部中心点隔开一定距离处作为患者体表标记处（体膜开窗处），用红色记号笔画三个"十"字标记（长度不少于 6 cm），并在十字中心处标记斜线以区别于体部中心点，并标注相应刻度数，嘱患者保留标记线到治疗结束。其次，取下固定体膜，用长效记号笔按照三条激光线在患者体表描画标记线。最后，在体膜三个中心有斜线"十"字标记处用打孔器打 3~4 cm 方形孔，作为后续患者摆位体表标记处。

⑧定位结束后，患者在休息区观察 30 分钟，无不适症状拔出留置针，嘱患者 24 小时内多饮水，加速造影剂的排出。

⑨扫描图像重建后，检查图像是否符合要求，确认无误后按科室要求将 DICOM 图像资料传输到放疗网络服务器。

⑩将模具送到指定存放点。

（三）全脑全脊髓放疗体位验证

对于接受螺旋断层放射治疗技术以外其他治疗方式的全脑全脊髓肿瘤患

者，通常有三个治疗中心，即全脑治疗中心、脊上段治疗中心和脊髓下段治疗中心，三个治疗中心均需进行复位。对于接受螺旋断层放射治疗的患者，通常不需要移动计划中心，可省略复位过程。

1. 常规模拟定位机验证

常规模拟定位机复位并进行标记的具体流程如下：

（1）请患者进入模拟定位机房内，核对患者模拟定位时所采用的固定装置、固定体位和模具以及患者身份等信息。

（2）将所用固定装置和模具准备好，嘱患者所着衣物与模拟定位时尽量一致，按模拟定位时的体位躺在固定装置上。

（3）移动治疗床，使定位室内 X 方向激光灯与模拟定位时在固定装置上标记的刻度线重合；调整患者位置，使 X、Y、Z 方向激光灯分别与患者身上的标记线重合，并使用模具进行固定。

（4）移动治疗床，使定位室内激光线与患者模具上设定的模拟定位中心"十"字线重合。

（5）按照放疗计划单上的移床值移动治疗床到达治疗中心位置。

（6）治疗师调出患者定位 CT 数字化重建正侧位片（DRR 片）。模拟机机架分别位于 0° 和 90°，拍摄正侧位 X 线平片并分别与 DRR 正侧位片进行匹配。分别测量"十"字线中心与骨性标志（如颅骨边缘、椎体边缘和间隙、盆骨边缘等）的距离，确定患者摆位误差。

（7）若摆位误差在允许范围内（头部＜ 3 mm，体部＜ 5 mm），进入治疗室，在定位模具上贴上胶带，沿激光线画上"十"字线，即治疗坐标标记。若摆位误差超出允许范围，重复上述步骤，直到摆位误差在允许范围内，按前述贴好胶带并画好"十"字线。

（8）完成所有工作后，移除固定模具，并协助患者下床，请患者离开治疗室。

2. CT 模拟定位机验证

（1）请患者进入模拟定位机房内，核对患者模拟定位时所采用的固定装置、固定体位和模具以及患者身份等信息。

（2）将所用固定装置和模具准备好，嘱患者所着衣物与模拟定位时尽量一致，按模拟定位时的体位躺在固定装置上。

（3）移动治疗床，使定位室内 X 方向激光灯（左右方向）与模拟定位时在固定装置上标记的刻度线重合；调整患者位置，使 X、Y、Z 方向激光灯分别与患者身上的标记线重合，并使用模具进行固定。

（4）移动治疗床，使定位室内激光线与患者模具（真空垫或热塑膜）上基准"十"字线重合

（5）按照放疗计划单上的移床值移动治疗床到达治疗中心位置。

（6）扫描方式与定位时一样，比对定位与复位的两次扫描相对应层面的 CT 图像是否一致。

（7）若摆位误差在允许范围内（头部＜3 mm，体部＜5 mm），进入治疗室，在定位模具上贴上胶带，沿激光线画上"十"字线，即治疗坐标标记。若摆位误差超出允许范围，重复上述步骤，直到摆位误差在允许范围内，按前述贴好胶带并画好"十"字线。若摆位误差较大，超出允许范围，则需要查找原因解决。

（8）完成所有工作后，移除固定模具，并协助患者下床，请患者离开治疗室。

（四）全脑全脊髓肿瘤放疗实施

治疗实施过程是放射治疗流程最重要的环节之一，是整个放射治疗流程的关键部分。直接关系到肿瘤患者的治疗效果，必须有严格规范的操作流程，严格执行双人摆位，双人核对，并按规定书写治疗文书。

1. 治疗前准备

（1）检查核对。

①拿到放疗患者治疗单时治疗师首先要做"三查五对"工作。

②完成"三查五对"工作后，将放射治疗单内容与治疗计划进行核对，发现异常及时联系主管医生与物理师。

（2）患者沟通。

①对于首次放疗患者，治疗师须向其描述设备治疗时大致运行情况、治疗的持续时间和其他可能发生的情况。

②告知室内监控器和对讲机位置，治疗中如遇不适随时动作示意或使用对讲机交流。

③治疗床上嘱其放松，平静呼吸，无须紧张。不能随意移动，须保持治疗姿势和定位时的一致。治疗前后治疗技师未降床前不能自行上下。

④保持皮肤上对位标记线和体膜上下界线的清晰，不能擦洗或自行描画，如标记出现丢失需找治疗师处理。

⑤按照治疗师告知时间准时到达候诊室，并在治疗室外耐心等待叫号，有特殊情况需提前告知放射治疗师。

⑥对低龄儿童放疗的体位固定仍是全脑全脊髓肿瘤放疗中棘手的难题，必要时进行麻醉。

2. 治疗摆位

（1）患者换拖鞋或穿鞋套进入治疗室，要求两位治疗师共同参与摆位，进出机房时应遵循"一人在前、一人在后，患者、家属及进修实习学生在中间"原则，确保患者安全。

（2）患者第一次放疗时要有主管医师、物理师及放射治疗师共同参与，遵照放射治疗单的要求，协助患者按照医嘱要求进行摆位，摆位过程中若遇到病情变化不能达到原设计体位要求，在问题解决前则应终止治疗。

（3）将治疗床面降至方便患者上下的最低位置。

（4）找到患者热塑体膜或负压真空垫，将固定装置放置在治疗床适当位置，并嘱患者将衣裤脱至与制作模具时一致（首饰和假发等同样）。

（5）先确认患者体膜或负压真空垫注明的信息是否正确，注意患者皮肤上各种标记线的清晰和有无其他辅助固定装置，避免遗漏。按照医嘱调整好专用头架的位置后，患者慢慢俯卧，嘱患者调整体位，使每次摆位尽量与模拟定位时一致。

（6）正确使用体膜固定板装置，激光灯核准患者两侧皮肤与固定板对位刻度线一致后再使用固定模具，移动治疗床使激光灯定位线对准模具上标记的"十"字线重合，两名治疗师站在治疗床两侧确认位置是否正确。

（7）摆位过程中应与患者进行简单的交流，使患者身体放松、情绪稳定、积极配合摆位，摆位完成后，嘱咐患者保持身体不动。

（8）两位治疗师再次共同确认固定装置及辅助治疗装置使用正确、摆位准确（图 6.2）。

（9）摆位时注意观察真空垫有无变软、变形，热塑膜与患者身体间隙是否过松或过紧，如出现真空垫漏气或患者体重变化过大，应停止治疗并及时告知主管医生。

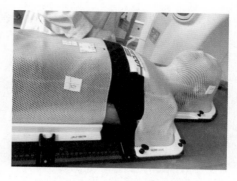

图 6.2　患者摆位

（10）摆位完成后，让患者家属先退出治疗室，治疗师最后退出，确保治疗室内无其他人员后关闭防护门。

3. 体位验证配准

治疗前验证配准常用的方法是通过 EPID、CBCT 或 MVCT 获取患者治疗前影像信息，并与定位 CT 的 DRR 或定位 CT 影像进行比较，通过骨性标记或骨 + 软组织 / 灰度进行配准，观察在 X、Y、Z 三个方向和旋转方向的误差，确定并纠正摆位误差的过程。

（1）EPID 二维图像验证具体操作步骤：

①摆位前与患者进行沟通，让患者了解使用 EPID 进行位置验证的重要性、验证频率以及对治疗时间的影响。

②如前所述对患者按照 CT 模拟定位时的体位进行摆位，使治疗室内 X 方向激光灯（左右方向）与固定装置上标记的刻度线重合；调整患者位置，使 X、Y、Z 方向激光灯分别与患者身上标记线重合，将模具扣在患者身上并固定好。

③移动治疗床使激光线与固定模具上的治疗坐标标记线重合。

④机架位于 0°和 90°，使用 EPID 分别拍摄正侧位验证片，并与定位 CT 数字化重建正侧位片（DRR 片）进行匹配。

⑤手动调整窗宽窗位，获取最佳的图像效果。全脑以颅骨外沿为基准调整；椎体以脊柱为基准调整。确定患者的摆位误差。

⑥若头部误差＜ 3 mm，体部误差＜ 5 mm，则摆位通过，实施治疗。如误差大于等于上述标准，重新摆位，再次拍摄验证片。如三次以上误差仍大于许可范围，则需要查找原因，进行解决。

（2）CBCT 三维图像验证具体操作步骤如下：

①如上所述对患者进行摆位。

②移动治疗床使激光线与固定模具的治疗标记线重合。

③选择正确的滤线器以及扫描视野和扫描条件，打开 CBCT 野行 CBCT 扫描。

④配准框范围选择要求包括靶区及周边重要器官，头部时包括全颅，胸部时包括胸骨、椎体等。然后与定位 CT 进行配准，一般选择自动配准，配准效果不满意时可以进行手动调整，配准误差均需在允许的范围内。有六维床的单位，旋转误差范围要求 < 3°。如果不能满足要求，需进入机房内重新摆位，再次进行位置验证，摆位误差满足要求后才能开机治疗。

⑤若患者有多个治疗等中心，重复上述步骤。

（3）螺旋断层 MVCT 验证：分别选择头部、胸椎和腰椎数层进行断层扫描，并与定位 CT 图像进行匹配。配准范围要求包括靶区及周边重要器官，但因为全脑全脊髓肿瘤范围较大，所以一般选取颅底、胸段、腰段等三段求其平均值，配准误差均需在允许的范围内，旋转误差范围要求 < 3°，然后进行移动治疗床。

MVCT 配准方式：因全脑全脊髓肿瘤紧邻椎体，常选用骨性配准。一般选择自动配准，配准效果不满意时可以进行手动调整。

4. 注意事项

（1）至少由两位具有上岗资质的治疗技师共同完成，全程按照双人操作双人核对原则实施。

（2）治疗中应全程观察监视器内患者举动，如遇患者呼吸困难、咳嗽严重等异常举动应立即终止治疗，将患者安全移出治疗室并与主管医生联系，记录有关参数备查。

（3）如遇治疗中机器故障中断治疗，立即启动应急预案，将患者安全带离治疗室，记录数据并上报相关负责人和维修工程师。

（4）全脑全脊髓肿瘤患者在整个治疗中身体轮廓发生明显变化身体标记线偏移时，应当及时与主管医师联系，必要时需要重新进行体位固定、CT 定位和计划设计等。

（5）治疗实施全部结束后，治疗师做好当天当次治疗记录，进室内将治疗床降至最低，让患者下床穿好衣服，协助患者安全离开治疗室。

（五）全脑全脊髓放射治疗计划设计与计划评估

1. 全脑全脊髓放射治疗计划设计

全脑全脊髓肿瘤放射治疗计划设计方法如下：

（1）体位固定。

①患者仰卧于一体定位板。

②头颈肩、体膜固定。

③颅顶至坐骨结节扫描，层厚 5 mm，层距 5 mm，标记零位铅点（激光所在冠状面尽量贴近脊柱）。

（2）计划设计。

①全脑全脊髓照射一般靶区长于加速器最大可照射长度，患者靶区长度一般较长（大于 40 cm），而常规加速器最大射野范围为 40 cm×40 cm，因此在采用等中心照射时，需要多个等中心射野相互衔接、共同作用完成照射，计划等中心的数量设定为 2~3 个。为满足全脑靶区剂量均匀性以及危及器官耐受量等要求，等中心之间的间距不得超过 35 cm，即射野之间必须有交叉范围。相邻等中心间射野衔接处容易受各种误差影响，产生冷热点。一般情况下多采用旋转调强的方式进行计划设计，可以缩短治疗计划执行时间；整个多中心计划运用一般选用 4 个弧，全脑处等中心设计两个弧，另外的等中心设计 1 个弧，弧的长度为 179°~181°，准直器角度设置为 10°，这样的多等中心计划可以完全覆盖长度超过 40 cm 的靶区，由于该计划是在一个调强计划中完成优化，因此，可以严格控制该计划中的冷热点以及靶区和危及器官的受照剂量。可先将靶区分为 3 段设 3 个等中心：第 1 段，全脑加第 2 颈椎下缘以上椎体，等中心在颅脑中心；第 2 段，第 3 颈椎上缘至第 12 胸椎下缘，等中心在胸部；第 3 段，第 1 腰椎上缘至骶尾，等中心在腹部，如图 6.3 所示。

②第 1 段计划设计采用两侧对穿野适形野，利用多叶光栅对晶状体、视神经等危及器官进行遮挡。在剂量计算时，将第 1 段的剂量也同时叠加进去。

③第 2 段计划设计采用一前两侧斜交叉固定调强野照射，机架角度为 0°、50°、310°，注意避开肺组织。

④第 3 段计划设计采用一前两侧斜交叉固定调强野照射，机架角度为 0°、30°、330°，设野角度也可根据正常组织受量进行微调。

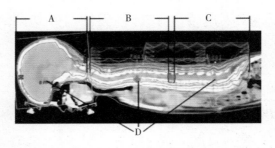

图 6.3　全脑全脊髓照射靶区分段

⑤同时注意血常规反应，每隔两周向下挪移一个椎体，重新设计治疗计划。

⑥ 3 段射野衔接处冷热点的处理，主要是通过调整准直器的范围和多叶光栅小子野的权重实现。通过计划评估只要靶区体积达到 95% 以上的处方剂量，危及器官不超过耐受量，衔接层面的冷热点区域满足临床要求即可。

⑦照射野的衔接。全脑全脊髓放疗照射时，一般靶区长于加速器最大可照射长度，因此在采用等中心照射时，需要多个等中心射野相互衔接、共同作用完成照射，相邻等中心间射野衔接处容易受各种误差影响，产生冷热点。针对这一问题，目前解决方案有：

重叠优化（overlap）：这一方法的核心思想是将相邻等中心射野的边缘略微重叠，然后利用治疗计划系统自身来寻找合适的剂量分布，以确保衔接区域的剂量分布均匀。然而，这种方法对射野摆位误差非常敏感，因此需要在每 5~6 次治疗中调整各射野的边缘位置。此外，重叠区域的长度也会影响计划的剂量均匀性。研究表明，重叠区长度从 2 cm 增加到 10 cm 时，治疗计划的一致性指数（consistency index，CI）逐渐增大，而剂量不均匀性指数（heterogeneity index，HI）逐渐减小。一些研究建议，全脑全脊髓放疗计划最佳的重叠区长度为 4~6 cm。

梯度优化（gradient optimization）：这一方法是通过人为地在射野重叠区域内创建剂量梯度分布，从而减少摆位误差在射野衔接处引发的热点和冷点问题。它具体分为两个子计划的优化过程。首先，对脊髓上段靶区（iso2）进行优化，以确保该区域内的剂量沿两端逐渐递减。其次，使用"Bias Dose Plan"功能，对全脑靶区（iso1）和脊髓下段靶区（iso3）进行优化。为了实现重叠区域内的梯度剂量分布，需要在重叠区域内设置一系列相邻的子区域，并对其进行梯度剂量优化。这样可以减少摆位误差在射野衔接处产生热点和冷点的可能性，如图6.4所示。

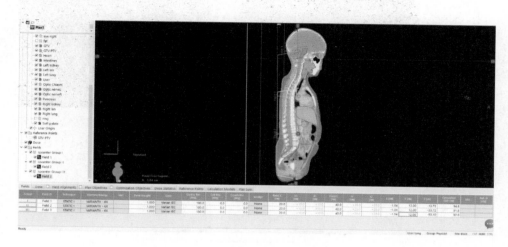

图 6.4　梯度优化

锯齿状连接优化（jagged-junction）：锯齿状连接优化是一种处理相邻射野衔接问题的方法，它具有以下关键特点：第一，使用7个射野来照射患者的头部，其中包括两组分别由3个射野构成的射野组。这两组射野分别照射脊髓的中段和下段。为了处理衔接问题，可以将相邻的射野进行集重叠，而这些射野的边缘以1.1 cm的步长进行交错设置，以避免形成尖锐的剂量梯度。需要注意的是，外侧或近外侧的射野不能通过肩部进行治疗。最终，实现颅野和脊髓野组之间的9.9 cm长的重叠，两个脊髓野组之间则实现5.5 cm的重叠。第二，锯齿状连接IMRT计划的关键在于，要重叠相邻的射野，并确保优化过程能够顺利地混合这些射野的剂量分布，如图6.5所示。与其他方法不同，锯齿状连接方法只需要单一的计划，无须在治疗过程中移动衔接点，从而降低在衔接点上出现剂量冷热点的概率。

交错重叠优化：是针对VMAT的方案，相邻的射野（弧）组边缘有意地以适当的步长（重叠长度的1/3）交错重叠，以引导优化算法给出期望的结果，如图6.6所示。

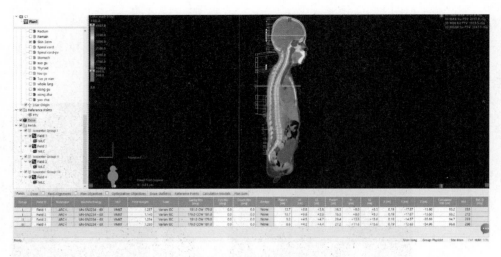

图 6.5　锯齿状连接优化

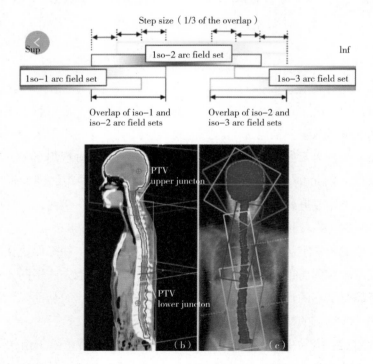

图 6.6　交错重叠优化

VMAT- 布野方案 A：两个共面全弧，旋转方向相反，用于覆盖 PTV 的上部（脑和脊髓的上部）。用单个部分弧覆盖 PTV 的下半部（脊髓的剩余部分）。

注意尽可能防止光束通过眼睛进入 PTV。

VMAT- 布野方案 B：一个部分弧治疗头部，三个部分弧治疗上脊髓，三个部分弧治疗下脊髓。限制脑野的下延，以避免射野通过手臂和肩膀。限制脊柱上野的最大上范围，避免射野过颈骨。在脊柱中，光束避免通过手臂进入，而头部弧避免通过治疗床的高度衰减区域。

全脑全脊髓螺旋断层放疗计划设计参考参数一般为：计划的强度调制因子一般选用 3.5，螺距比（pitch）为 0.43，射野宽度选择 5.02 cm。

（3）几种方案技术比对。

IMRT 虽然也交叠并优化射野衔接，但其是通过小面积、小权重射野使剂量均匀，相对于 3D-CRT 以 3 或 4 个平分权重的大子野的方式，前者受摆位误差影响较大。3D-CRT 可将每次摆位误差的影响降低为原来的 1/3 或 1/4，同时也解决了射野衔接问题。

CSI 的 IMRT 与传统技术相比，MU 数量增加，暴露在低辐射剂量下的正常组织体积更大。因此，有学者担心接受 IMRT 治疗的患者继发恶性肿瘤的可能性更高。

与螺旋断层放射治疗技术相比，IMRT 技术可显著降低各器官及全身组织的 10 Gy 或 15 Gy 以上剂量，尤其在降低全身正常组织超过 110% 及 115% 处方剂量方面，IMRT 有绝对的优势。

2. 全脑全脊髓肿瘤放射治疗计划评估

（1）全脑全脊髓放射治疗计划评估与常规计划评估基本一致，不仅需要关注各个平面剂量分布，冷点和热点的位置，还需要注意 DVH 中给出的剂量学参数。

（2）由于全脑全脊髓放射治疗靶区范围较大，涉及危及器官较多，应特别注意低剂量范围；针对儿童患者，更应该尽可能降低低剂量区域范围。

（3）全脑全脊髓放射治疗处方剂量较低，危及器官耐受剂量与常规放疗有一定差异，特别是针对儿童患者，危及器官耐受剂量差异更大，需特别注意。

3. 主要危及器官限量值

肋骨：$D_{max} < 5\sim10$ Gy。

心脏：$D_{mean} < 15$ Gy，$V_{20} < 8\%$。

食管：中位剂量 ≤ 32 Gy。

肾脏：中位剂量 < 20~30 Gy。

肺：$D_{mean} < 15$ Gy，或 $V_{20} < 8\%$。

肾：$V_{20} < 8\%$。

小肠：$D_{max} < 30$ Gy。

二、全身皮肤电子线照射

全身皮肤电子线照射（total skin electronIrradiation，TSEI）是一种特殊的放射治疗技术，用于照射患者的整个身体皮肤而不影响其他器官。人体皮肤位于身体表面，虽然过去曾使用浅部 X 线治疗皮肤问题，但电子线仍然是治疗蕈样肉芽肿瘤等恶性皮肤肿瘤的有效方式。

现实中，接受 TSEI 治疗的患者相对较少，因此该技术主要限于一些专门的放射治疗机构。过去，浅部 X 线机、范德格拉夫起电机和 β 粒子发生器曾用于 TSEI 治疗。然而，目前 TSEI 治疗主要使用常规放射治疗医用加速器的电子束。这些加速器经过特殊改进，能够提供足够大且均匀的照射区域，以适应 TSEI 治疗的需要。在 TSEI 治疗中，电子束产生的 X 射线可能对患者造成潜在危害。因此，必须清楚了解每种特定的 TSEI 照射技术所产生的 X 射线污染程度，以避免对患者的皮肤造成严重的全身光子射线剂量。某些区域的患者皮肤以及一些重要的器官（如指甲、眼睛）在治疗时需要加以屏蔽以防止发生放射性损伤。TSEI 典型的剂量分次处方是 40 Gy/20 次。

（一）全身皮肤电子线照射物理和临床规格

所有的 TSEI 临床实践均遵循以下三方面的规格要求：

（1）电子束大野照射物理规格。

①电子束照射野大小 80 cm × 200 cm。

②在等效水模体最大剂量深度处，射野中间 80% 以上的区域内保持剂量均匀分布（与模体内射野中心轴 Z_{max} 深度处剂量相比，变化通常在 ±5% 以内）。

③标称 SSD 为 300~500 cm。

④波导管出射窗处电子束能量为 6~10 MeV。

⑤模体表面电子束能量为 4~7 MeV。

⑥等效水模体中射野中心轴 Z_{max} 处的剂量率。

⑦电子束的 X 射线污染。

（2）多个固定电子野叠加形成的剂量分布的物理规格。

①射野中心轴 Z_{max} 处的剂量率（通常位于皮肤表面，亦即处方剂量点）。

②患者体中线平脐处韧致辐射剂量率。

（3）临床规格。

①剂量 / 分次处方。

② TSEI 治疗过程中患者实际接受的全身光子射线剂量。

③欠量区域剂量的推量处方。

④特殊屏蔽器官或组织（如眼睛、指甲等）的剂量处方。

（二）全身皮肤电子线照射技术现状

目前临床应用的 TSEI 技术主要分为三类：

（1）平移技术：患者躺在担架上，治疗时采用宽度足以覆盖横跨患者身体的电子束射野进行平移。这种方法通过平移患者来实现全身皮肤的均匀照射。

（2）电子束大野照射：患者在治疗期间保持静止，采用拉长源皮距（SSD）或者衔接多个大电子野的方法进行 TSEI 治疗。这种方法通过调整源皮距或组合不同的电子野，来实现全身皮肤的照射。

（3）旋转技术：患者站在旋转平台上，采用电子束大野照射方法进行照射。这种方法通过旋转平台和大电子野的运用，以确保全身皮肤得到均匀的照射。

（三）全身皮肤电子线照射技术的选择

1. 照射方式选择

TSEI 治疗所需的大照射野，可以通过单个电子束或多个电子束来提供。因此可以选择多个电子野衔接的大野照射 TSEI 治疗，也可以选择在单个电子野中进行旋转 TSEI 治疗。选择何种方式应根据患者的具体情况、治疗设备和医疗团队的经验来决定。

2. 患者个体化考虑

每位患者的病情和身体特点都有所不同，因此在选择 TSEI 治疗方式时，需要考虑患者的身体形态、病变部位、病情严重程度以及治疗的预期目标。个体化的治疗计划可以确保最佳的治疗效果。

3. 临床测试和验证

在正式应用 TSEI 治疗之前，需要进行临床测试和验证，以确保治疗方案的准确性和安全性。这包括对患者的体位固定、照射野的准确定位、剂量计算等方面的测试和验证工作。

（四）剂量校准点

TSEI 的剂量校准点是指等效水模体中，射野中心轴最大剂量点的深度位置。通常，电子束的输出剂量和平坦度会通过两个电离室进行在线监测。其中一个电离室位于射野中心轴上，负责监测输出剂量；而另一个电离室则位于射野内离轴位置，用于监控射野的平坦度。

（五）处方剂量点处的皮肤剂量率

TSEI 治疗的处方剂量点通常位于皮肤表面，一般选择平脐处作为参考点，并将其包含在过射野中心轴的轴向切面内。处方剂量点处的剂量率（即皮肤剂量率）取决于所采用的是多个电子野衔接的大野照射还是旋转 TSEI 治疗。皮肤剂量率与剂量校准点的输出剂量率密切相关，但其具体的定量关系需要在实际治疗过程中，针对不同的 TSEI 技术进行相应的测定和调整。

（六）全身皮肤电子线照射的临床测试

在当前的 TSEI 治疗标准下，新应用的 TSEI 技术主要采用均匀的静态电子射野进行大野照射。治疗过程中，患者保持站立位，使用拉长的源皮距，可以采用多野立位衔接或患者立位旋转技术来实施照射。为了确保患者治疗平面获得足够大且均匀的电子射野，有时需要使用一些射线束扰流器（用于调整电子束的能量）或特殊的散射屏（通过电子散射来提高电子野的平坦度）。

在进行 TSEI 的临床测试时，需要获取一系列的剂量学数据，包括静态大电子射野数据、实际多野照射或旋转照射时的剂量学数据等。TSEI 大电子射野的主要剂量学参数包括：①组织等效模体内射野平坦度，位于 Z_{max} 深度处。所得的结果需要进行归一化，以参考剂量校准点。②剂量校准点的电子束输出剂量。③组织等效模体中测量至 15 cm 深度的百分深度剂量（percentage depth dose，PDD）曲线。

需要测量射野中心轴以及与中心轴平行的其他 PDD 曲线，并将它们归一化到剂量校准点。所需 TSEI 治疗的物理参数可以在直径 30 cm、高 30 cm 的圆柱形聚苯乙烯或水模体中进行测定。通常，皮肤剂量率可以通过热释光或剂量胶片在模体表面进行测量。处方剂量点处的皮肤剂量率通常表示为输出剂量率的分数，常见范围为 0.4~0.5。

（七）全身皮肤电子线照射剂量分布测量

除了基本的圆柱形剂量测量模体，TSEI 的临床测试还需要使用类人体结构模体来测量照射的剂量分布情况。这种模体是各种圆柱形组织等效模体的拓展，可以更全面地模拟患者的身体结构，包括腿部和手臂等。通过使用这种模体，可以系统地评估电子束在皮肤上的剂量分布、进入人体后的分布情况以及 X 射线污染情况。

对 TSEI 照射腿部间的相互屏蔽，以及手臂对头、颈部和躯干部的屏蔽效应需要加以评估。此外还应该及时探明皮肤欠剂量的区域，运用剂量推量的方法保证患者全身皮肤剂量达到处方剂量要求。

（八）全身皮肤电子线照射的质量保证

与其他放射治疗一样，TSEI 作为一种特殊的放射治疗技术，也需要采取严格的质量保证措施。其质量保证内容可以分为以下三个方面：

（1）基本质量保证。包括对 TSEI 治疗设备的各项检测和验证。

（2）治疗前质量保证。准备和校准各种仪器设备，确保各种仪器设备在 TSEI 治疗时能够正常运行。

（3）治疗过程中质量保证。TSEI 治疗过程中，需用活体剂量学测量验证患者体内的实际吸收剂量。

参考文献

［1］单冬勇，曹科，宾石珍，等．鼻腔 NK/T 细胞淋巴瘤行全脑全脊髓照射的放疗计划设计［J］．中国医学物理学杂志，2016，33（2）：177-180．

［2］钱建军，孙彦泽，严利明，等．儿童全脑全脊髓容积调强弧形放疗的剂量学评估［J］．肿瘤，2016，36（2）：181-186．

［3］文婷，李志强，张晋建，等．改进全脑全脊髓螺旋断层放射治疗计划的研究［J］．中国医学物理学杂志，2012，29（6）：3737-3741．

［4］江楠，解传滨，丛小虎，等．基于两种旋转调强全中枢放射治疗技术的剂量学研究［J］．中国医学装备，2018，15（7）：13-17．

［5］杨玉刚，齐洪志，许林，等．适形与调强射野衔接技术在儿童全中枢神经系统放疗中的应用价值［J］．中国医学物理学杂志，2016，33（7）：678-682．

［6］林建海，陈忠华，傅志超，等．基于海马保护的 2 种儿童中枢神经系统生殖细胞肿瘤放疗技术的剂量学研究［J］．国际放射医学核医学杂志，2022，46（8）：464-470．

［7］李高峰，朱庙生，张绍刚，等．全身皮肤电子束照射中剂量监测的意义［J］．中国医学物理学杂志，2003，20（3）：139-140，148．

［8］王海洋，皮一飞，刘春波，等．螺旋断层全身皮肤照射治疗的研究进展［J］．中华放射肿瘤学杂志，2022，31（12）：1185-1189．

［9］张炜，罗汉超．全身电子束照射在皮肤科的应用［J］．国际皮肤性病学杂志，1981，7（3）：129-132．

［10］廖雄飞，李厨荣，黎杰，等．多等中心计划设计方法在全中枢神经系统调强放疗中的应用［J］．中华放射医学与防护杂志，2015，35（10）：756-760．

［11］廖雄飞，李厨荣，黎杰，等．两种全中枢神经系统放疗技术患者有效剂量的比较［J］．中华放射医学与防护杂志，2017，37（1）：45-49．

第七章

放射治疗计划验证

现代精确放疗的核心原则和根本目标在于实现两方面的关键平衡：一方面，尽可能提高对肿瘤区域的精确高剂量照射，以提高肿瘤控制的概率；另一方面，尽量减少对肿瘤周围正常组织的辐射剂量，从而降低正常组织的并发症风险。这一目标的实现关键在于精心设计和准确执行放射治疗计划，并在治疗的每个环节严格贯彻放射治疗计划验证。放疗治疗计划验证工作是放射治疗过程中不可或缺的一环，需要多个专业人员密切协作，包括放射治疗医生、放射治疗物理师、放射治疗剂量师和放射治疗技师等。

一、放射治疗计划验证的必要性

在过去，传统的放射治疗理念是"宁可杀错一千，不可放过一个"，但现代放疗的目标是实现更精确的治疗。一方面，放疗时尽可能提高肿瘤区域的高剂量，从而提高肿瘤控制概率（tumor control probability，TCP）；同时，还要最小化正常组织器官的辐射剂量，以降低正常组织并发症概率（normal tissue complication probability，NTCP）。为确保患者获得高质量和高水平的治疗，需要放疗科的各类专业人员密切协作和共同努力。在没有放射治疗计划验证的情况下，患者的治疗结果因放疗团队的水平和经验不同，会出现很大的差异。

肿瘤患者的放射治疗过程，一般要经历四个关键环节：患者体模阶段、计划设计、计划确认和计划执行。在这些环节中，有七个因素直接或间接地影响放射的准确性：

①患者身体特征：这取决于患者的身体特征，尤其是受照射部位的组织和

器官条件。

②体位固定条件：患者治疗时采用的体位和固定设备相关。

③治疗机的物理条件：包括剂量分布、平坦度、对称性以及加速器机臂角度等因素。

④临床靶区范围和靶区剂量：靶区范围和剂量的微小变化，都会影响肿瘤的控制率和正常器官的并发症。

⑤肿瘤组织及周围器官位置：肿瘤位置可能因患者的自主呼吸等原因而发生位移。

⑥每次治疗摆位时的患者体位重复性：这是确保治疗精确性的关键因素。

⑦治疗计划系统（treatment planning system，TPS）的数据采集、拟合和数据传输：涉及治疗计划数据在不同设备之间的一致性和准确性。

此外，世界卫生组织（World Health Organization，WHO）经过20多年的调查研究发现，除了必须制订放射治疗计划验证标准以外，还要制订保证这些"标准"能够严格执行的实施细则，以减少甚至消除不同部门、地区甚至国家之间，在肿瘤放射治疗各环节中的差错和不确定性，使其始终处于质量标准规定的误差范围。

二、放射治疗计划验证的目的

放射治疗计划验证的目的在于实现放疗的核心临床目标，即提高肿瘤的局部控制率，同时降低正常组织的并发症。质量保证则旨在减少放射治疗全过程中可能出现的不确定性和错误，特别是在模拟定位、计划设计、计划验证和治疗执行等关键环节，以确保治疗的区域范围和剂量的精确性。

放射治疗的过程主要分为两个关键阶段：治疗计划的设计和治疗计划的执行。放疗计划验证就是确保靶区剂量的总不确定度不超过 ±5%。在计划设计过程中，允许的误差范围包括模体中处方剂量的不确定度为2.5%，剂量计算（包括使用的数学模型）为3.0%，以及靶区范围的确定为2%。而在计划执行过程中，要特别关注每天治疗摆位时治疗机参数变化，治疗机参数变化引起的射野偏移允许度为 2 mm，患者或体内器官运动和摆位引起的误差则不应超过 5 mm。

无论在放射治疗的哪个阶段，错误都有可能发生。因此，放疗计划验证可以有效预防和减少人为错误而造成的照射治疗意外事故，避免不必要的照射。放射治疗计划验证的核心原则，就是按照放射防护最优化的原则，以最小的代价获得最大的净利益，即 ALARA（as low as reasonably achievable）原则。

放射治疗计划验证时，要求建立放射治疗质量保证组织，在质量组织负责人的领导下，组织协调各类专业人员，明确各自的责任和分工，及时发现和纠正放射治疗计划验证过程中的各种意外错误，总结经验，了解并学习更加先进的技术，提高验证水平，建立验证方案并严格执行。在发生放射事故时，应迅速执行放射治疗的应急预案，将事故的影响降至最低。

三、放射治疗计划验证的方法

目前，放射治疗计划验证分为放疗计划位置验证和放疗计划剂量验证两个方面。其中，放疗计划位置验证通常在患者身上实时验证，而放疗计划剂量验证考虑到患者的安全性问题，一般采用模体替换方式进行。而且前者是后者的基础，只有位置验证无误，剂量验证才有意义。

（一）位置验证

1. 位置验证的必要性

位置验证的根本目的是完成摆位，位置验证的必要性主要体现在确定摆位标记线和减少摆位误差两个方面。

（1）确定摆位标记线。在放射治疗计划的制订过程中，物理师通常会将 TPS 系统中三个小金属球的位置确定为坐标原点。然而，一旦放疗计划完成后，照射野的中心点（即治疗中心点）会根据每位患者特定的靶区和危及器官的位置和形状来确定。因此，照射野的中心点不一定与原点相符。所以不能简单地将精确放疗流程中体位固定阶段确定的那三个"十"字标记线视为摆位标记线，而需要重新确定摆位标记线。

（2）减少摆位误差。摆位技术在放疗过程中具有至关重要的作用，其主要目的是在多次模拟定位后重现患者的体位，并将其牢牢固定，以确保与治疗计划设计时确定的靶区、危及器官和射野的位置一致，以保证射线精确照射靶区。然而，在放疗摆位的实际操作中存在许多不确定因素，这些因素可能导致误差的出现。

摆位误差是指在放射治疗过程中患者体位及线束对准过程中的不确定性所造成的误差。放疗过程中位置不确定性的影响因素主要归纳为如下两个方面。

（1）照射野位置的系统误差。系统误差是治疗过程中的一种固有误差，无法通过人为手段完全消除。它源自治疗计划系统的三维重建精度、坐标计算的准确性、加速器机械的精度、摆位框架的制造精度以及患者定位条件的不一致性等多个因素。如果不对系统误差进行及时校正，这种误差将伴随整个放疗过程，导致靶区边缘剂量分布的不准确性。

（2）照射野位置的随机误差。随机误差主要指的是每次治疗时患者体位和解剖位置方面的变化。这种误差来源于多种因素，如患者的呼吸运动、膀胱充盈度、小肠蠕动、肿瘤的大小变化、器官的弹性形变、身体轴线的扭曲、肌肉的紧张度和松弛度等。每次放疗时独立产生的误差被称为分次内误差，而多次治疗中产生的误差则被称为分次间误差。分次内误差的定量评估有助于了解每次摆位带来的误差对剂量分布曲线的影响，而分次间误差则用于评价整个治疗阶段的误差。随机误差对剂量分布曲线的影响主要表现在使得靶区与等剂量线的相对位置发生变化，也就是增加了"半影"的区域。需要注意的是，如果对上述变化及误差不给予足够重视和及时纠正，将在很大程度上严重影响肿瘤实际照射剂量的分布，容易导致肿瘤未受到足够的照射或正常组织受到不必要的损伤，从而降低治疗的精确性。许多研究结果都显示，摆位的随机误差通常大于系统误差，因此摆位所带来的偏差主要体现在随机误差。

2. 位置验证的实现方式

（1）模拟定位机复位验证确定摆位标记线。

模拟定位机（图 7.1）是一种特殊的辅助设备，用于模拟医用加速器的几何条件，以确定放射治疗的照射部位。模拟定位机与医用加速器具有相似的组成，包括机架旋转、机头旋转、限束器的开闭、距离指示、照射野指示和治疗床的各个部分的运动等。因此，模拟定位机实际上是一台特殊的 X 线机，通过 X 线影像系统可以精确确定肿瘤的照射位置、照射面积、肿瘤的深度、等中心位置等几何参数，以及机架旋转角度、机头旋转角度、源皮距（SSD）、限束器开度、升床高度等机械参数。

模拟定位机在进行位置验证时，主要包括照射野的中心点验证和源皮距验证。其具体操作流程为：

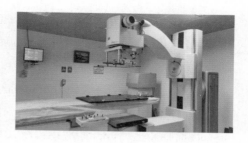

图 7.1　模拟定位机

①患者按照 CT 扫描时的体位躺在治疗床上，放疗技师通过调节治疗床的位置，使激光线在患者的体表或固定膜上的投影与 CT 扫描时贴有小金属球的"十"字标记完全重合。

②根据照射野中心点与原点的位置关系，移动治疗床至新的位置，并旋转模拟定位机的机架至特定的角度，该角度通常与 DRR 参考图像上的角度一致，一般为 0°、45°、90° 等。在 X 透视光下，通过对比三张 DRR 参考图像上的辐射野中心点，进行位置验证。只有当中心点位置误差都在允许范围内时，才可以确认床的位置。

③将模拟定位机的机架转回 0°，并打开源皮距（SSD）光距尺。根据激光线在体表或固定体膜上的投影，重新标记新的"十"字线，并记录 0° 方向上"十"字线点处的源皮距值。

④这些新标记的三条"十"字线和 0° 方向上的源皮距值，将成为每次治疗前摆位的重要参考依据，以确保治疗位置的准确性。该过程有助于减小位置误差，提高放射治疗的精确性。

（2）图像引导放射治疗（image guided radiation therapy，IGRT）减少摆位误差。

为了验证治疗过程中患者摆位位置是否正确，以往生产的加速器直接利用加速管产生的低能 X 射线来拍摄"射野照片"。但由于胶片冲洗需要一段时间，所以该功能只能起验证记录的作用，不能起到即时纠正摆位误差的作用。

近年发展起来的 IGRT 新技术，是减小摆位误差引起的照射误差最为有效的方法。它是在三维放疗技术的基础上加入了时间因数的概念，从而成为四维放射的治疗技术。IGRT 技术通过将高分辨率成像设备集成于直线加速器上，在患者进行治疗前、治疗中利用各种先进的影像设备对肿瘤及正常器官进行实时的监控，充分考虑了解剖组织在治疗过程中的运动和分次治疗间的位移误差，如呼吸和蠕动运动、日常摆位误差、靶区收缩等引起放疗剂量分布的变化和对治疗计划的影响等方面的情况，并根据器官位置的变化调整治疗条件，使照射野紧紧"追随"靶区，精确引导摆位治疗，最大限度减少照射野的偏离，尤其适合椎旁肿瘤、鼻咽癌等邻近有敏感器官、定位精度要求高的肿瘤治疗。对于处在腹部受呼吸运动影响较大的肿瘤，IGRT 结合呼吸门控系统会有更好的治疗效果。

目前临床上已经开始应用以下几种组合的 IGRT 系统：①等中心加速器配备千伏级或兆伏级影像系统，即锥形束扫描 CT（CBCT）。②等中心加速器配备 CT 扫描机，如 Siemens 公司的 Primatom 型系统。③螺旋断层治疗系统，该系统由 TomoTherapy 公司生产，可以提供兆伏级 CT 影像（MVCT），它将一个微型加速器波导管安装在 CT 扫描机的臂架上。④等中心加速器配备 2D 或 3D 超声影像设备，如 Nomos 公司的 BAT 系统和 BrainLab 公司的 ExacTrac 系统。⑤安装在机械臂上的微型加速器配合一对互相垂直的在线平面影像设备，如 Accuray 公司提供的射波刀系统。以上 IGRT 在临床上的应用，都是按照"图像采集—图像配准—摆位偏移误差分析—摆位偏移误差校正"这样的顺序来实现的。

（二）剂量验证

1. 剂量验证的必要性

剂量验证是放疗质量控制的重要一环，放射治疗计划的制订直接关系着放疗的最终效果，因此精准的剂量验证工作是至关重要的。放疗的最终目的是尽最大可能提高治疗增益比。目前兴起的 IMRT 调强放射治疗和 VMAT 容积调强放射治疗等技术在剂量分布上已经很好地契合了这一点，但是由于技术复杂，实施步骤比较繁琐，导致患者在放疗过程中可能会因为某些不确定性因素接受到与处方剂量不匹配的照射。通过对放疗计划中预设剂量的验证，可以确保患者在治疗过程中接受的辐射剂量符合医师的治疗计划和意图，避免由于剂量计算或传输错误而导致的患者过量或欠量的辐射暴露。同时，通过验证和调整放疗计划中的剂量分布，可以使得更多的剂量集中于肿瘤区域，同时减少对正常组织的损害。这不仅可以提高治疗的局部控制率，还可以减少患者的治疗相关毒副作用，提高患者的生活质量。此外，通过定期的剂量验证，可以监测和评估放射治疗设备的性能和准确性，及时发现和纠正可能存在的问题和不足。这也有助于提高治疗的可靠性和可重复性，确保患者接受的治疗质量达到预期的标准。

2. 靶区剂量的确定和对剂量准确性的要求

制订放射治疗计划时，首要任务是确定临床靶区的范围和靶区（肿瘤）所需的剂量。最佳的靶区剂量应该在最大程度上确保肿瘤得到治愈，同时尽量减少放射并发症的发生。确定肿瘤的最佳靶区剂量通常采用两种主要方法：前瞻性临床研究和回顾性病例分析。其中，回顾性病例分析是通过回顾已治疗患者的数据来寻找治疗成功的模式和剂量。例如，一个由 7 个治疗中心组成的美国研究小组在 1956—1979 年治疗了 2026 例前列腺癌患者。在此基础上，他们在 1973—1975 年对其中 574 例患者进行了 PCS（前列腺癌病例分析）。该分析得出以下结论：①对于所有 T0~3 期的患者，随着靶区剂量的增加，野内肿瘤复发率呈下降趋势。②最佳靶区剂量随着肿瘤体积（T 期）的增加而增加。③对于 T0~3 期肿瘤患者，当剂量小于或等于 7000 cGy 时，放射并发症的发生率仅为 3.5%。然而，当剂量超过 7000 cGy 时，并发症的发生率增加了一倍，达到 7%。这个回顾性分析表明，并非所有患者的肿瘤剂量都应相同，一些患者可能会受益于更高的靶区剂量，而另一些患者可能会因靶区剂量过高而增加并发症的风险。因此，最佳靶区剂量的确定对患者的预后至关重要。然而，由于诊断方法、肿瘤分期标准、临床靶区范围的确定方法等存在差异，因此要确保选定的剂量最佳几乎是不可能的。这正是剂量验证的重要性所在，只有通过剂量验证，才能不断改进放疗计划，以提高治疗的准确性和疗效。

按上述对不同类型和分期的肿瘤，应该有一个最佳的靶区剂量，即靶区剂量的大小。1969 年以来，国内外很多研究人员进行了广泛的分析和研究，以确定靶区剂量的精确性要求。国际辐射单位和测量委员会（International Commission on Radiation Units and Measurements，ICRU）在其第 24 号报告中总结了以往的研究，并指出：已有证据表明，对于某些类型的肿瘤，原发病灶的根治剂量的精确性应该在 ±5% 的范围内。换句话说，如果靶区剂量偏离最佳剂量超过 ±5%，可能会导致原发病灶的控制不佳（局部复发）或放射并发症的增加。值得注意的是，±5% 的精确性是一种理想和实际的折中选择，也是一个总体平均值的概念。不同类型和阶段的肿瘤对精确性的要求也不同。表 7.1 列出了不同类型和阶段肿瘤的局部控制率所需的靶剂量增加百分比，即剂量响应梯度，其范围在 5%~50%。剂量响应梯度越大的肿瘤，对剂量精确性的要求越低；相反，剂量响应梯度较小的肿瘤，对剂量精确性的要求较高。正常组织的放射反应也存在类似情况（表 7.2）。剂量响应梯度定义为正常组织放射反应概率从 25% 增加到 50% 所需的剂量增加百分比，其范围在 2%~17%，这说明正常组织对剂量的承受能力变化范围相对较小，因此对剂量精确性的要求更高。

表 7.1　不同类型和阶段肿瘤的局部控制率从 50% 增加到 75% 时所需要的剂量增加的百分数（剂量响应梯度）

肿瘤	剂量响应梯度 /%
T2、T3 声门上喉癌	5
T3 喉癌	6
各期声门上喉癌	11
各期喉癌	12
T4B 膀胱癌	13
头颈部鳞癌	13
T1、T2 声门上喉癌	13
皮肤癌和唇癌	17
T2、T3 声门上喉癌（Shukovshy 资料经校正后）	17
T1、T2 鼻咽癌	17
鼻咽癌	19
淋巴瘤	21
T1、T2 臼齿后三角区癌和咽前栓癌	21
各期膀胱癌	26
T1、T2 舌根癌	31
T3、T4 扁桃体癌	32
霍奇金淋巴瘤	46
T3、T4 舌根癌	50

表 7.2　不同类型正常组织放射反应概率从 25% 增加到 50%
所需要的剂量增加的百分数（剂量响应梯度）

正常组织反应	剂量响应梯度 /%
喉严重的慢性并发症	2
外周神经病	3
晚期皮肤损伤	4
晚期小肠损伤	4
臂丛神经损伤	5
放射性肺炎	6
皮肤反应	7
小肠和膀胱严重并发症	9
皮肤和口唇	10
脊髓炎	15
喉严重和轻度并发症	17

3. 剂量验证方法

（1）点剂量验证。点剂量验证涉及对模体和电离室的验证。在点剂量验证时，要在 CT 模拟机扫描时将电离室放置在模体内，以模拟实际测量情况，从而减小不必要的测量误差。目前常用的电离室有三种容量：0.6 cc、0.125 cc 和 0.015 cc。对于调强剂量验证，较大的电离室（如 0.6 cc）存在容积效应，可能在较小的子野中引起较大的测量误差。而 0.015 cc 的小电离室虽然克服了容积效应，但由于制造工艺问题，存在较大的电荷漏电现象，需要进行校正，测量结果也不准确。0.125 cc 的电离室具有较小的容积效应，电荷漏电也在可接受范围内，因此更适合用于调强剂量的验证。

在点剂量验证中，关键是选择剂量归一点，通常选择射野的中心点。选择这一点的原则是确保电离室位于剂量均匀分布的区域，以减小电离室因素引起的测量误差。

（2）平面剂量验证。在验证设备方面，比较代表性的有 IBA 的 MatriXX，Sun Nuclear 的 Mapcheck。平面剂量验证需要使用不同的设备，包括胶片剂量仪、半导体和电离室平面电离矩阵。治疗计划系统生成的单个调强野可以通过在深度适当的剂量验证模体内使用平面电离室矩阵进行验证。通过比较实际测量与计划系统计算剂量的差异，可以评估和验证剂量分布的准确性，如图7.2所示。

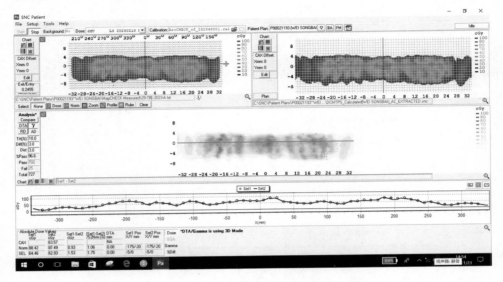

图 7.2　Mapcheck 平面二维剂量验证结果

（3）三维剂量验证。近年来，随着容积旋转调强放疗（volume modulated arc therapy，VMAT）在临床上的广泛应用，该技术作为调强放射治疗的一种延伸，改进了加速器的控制系统。VMAT 以动态旋转的方式同步连续调节各种参数，提供更多的自由度，从而实现了靶区的剂量适形性，同时确保了周围正常组织的受照剂量。然而，VMAT 技术的引入对放疗过程中的质量保证（quality assurance，QA）工作提出了更高的要求，必须进行严格的剂量验证。在三维验证设备方面，比较代表性的有：IBA 的 Compass，PTW 的 Octavius，Sun Nuclear 的 ArcCHECK 以及 ScandiDos 公司的 Delta4。

Compass 系统是一种三维剂量验证系统，由剂量计算与分析软件和带有角度探测器的二维电离室矩阵 MatriXX 两部分组成。Delta4 系统采用高灵敏度和空间分辨率的小型 P 型硅半导体来采集数据，包括两个垂直分布的探测器阵列，可测量不同照射野方向的照射，实时获取 3D 剂量分布数据。该系统可以在横断面、冠状面和矢状面上显示整个治疗计划或单个野的 3D 剂量分布。Compass 系统悬挂在治疗机架上，而 Delta4、Octavius 和 ArcCHECK 则是经典的做法是借助模体，将模体摆放在治疗床上，电离室矩阵放在模体里面；其中 ArcCHECK 是圆柱样的，电离室探头分布在三维空间里；Octavius 虽然也是圆柱样的模体，但电离室矩阵是二维的，因此电离室矩阵要跟着机架旋转，如图 7.3 所示。

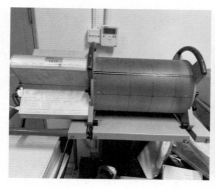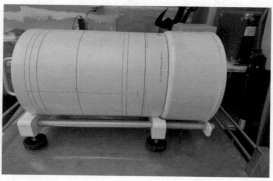

图 7.3　三维剂量验证工具

（4）在体剂量验证方法。基于 EPID、热释光剂量仪或者 log 文件等设备文件进行逆向剂量计算的验证方法。此类方法与逆向剂量计算算法有关，需谨慎。

4. 调强计划剂量验证结果不能通过的查找原因方法

调强计划剂量验证是放射治疗质控工作的重要一环，在实际工作中，医务工作者也会遇到剂量验证的结果不能通过的情况。出现这种情况的原因有很多种，常见的有模体摆位有偏差、射野大小不对等。针对这种情况，可根据《调强放疗剂量验证实践指南》查找原因和方法。

（1）检查验证计划：

①记录验证系统中接收及批准计划版本是否正确。

② QA 计划生成、分次剂量、治疗技术、计划数据导入 QA 软件是否正确。

③计划射束强度调制程度，计划复杂程度。

④计划总跳数、总子野 / 控制点数、子野 / 控制点形状、面积、跳数。

（2）检查加速器：

①剂量验证当日的射野束流平坦度、对称性、机器输出。

②小跳数子野照射时的射束稳定性。

③准直器/MLC形成射野的离轴剂量分布。

④MLC到位精度（位置、速度、加速度）。

⑤凹凸槽效应、叶片弧形端面效应、叶片内与叶片间透射。

⑥准直器到位精度，准直器跟随MLC精度。

（3）检查验证系统：

①模体摆位准确性。

②测量设备的准确性、稳定性和剂量校准。

③探测器大小和间距与射野大小是否匹配（特别对于SRS/SRT技术）。

④软件系统对计划和测量数据的报告和处理是否正确。

⑤软件系统中剂量差异/DTA标准和剂量阈值设置是否正确，测量和计算剂量分布配准是否正确，全局归一时归一点的剂量值。

（4）检查计划系统：

①小野建模和剂量计算的准确性（包括输出因子、离轴剂量分布、半影）。

②MLC参数设置（叶片透射、叶片间隙、弧形端面）。

③剂量计算网格大小，剂量算法准确性。

④QA设备计划系统建模准确性（CT值电子密度转换）。

⑤旋转调强射野角度设置。

⑥TPS调试准确性。

（5）重复验证测量或验证计算。

（6）执行以往病例的剂量验证。

四、放射治疗计划验证物理设备质量保证

放射治疗计划验证的物理设备质量保证涵盖了多个方面内容，包括治疗机和模拟机的机械与几何参数的检测与调整、加速器剂量监测系统和钴-60治疗机计时系统的检测与校对、治疗计划系统的验证和腔内组织间治疗和治疗安全。

（一）模拟机和体外照射治疗机的机械和几何参数的检测与调整

常规治疗设备包括医用直线加速器和钴（Co）治疗机，其结构较为复杂且容易出现故障。因此，对他们的机械和几何参数必须进行定期检查和调整。

常规模拟定位机的机械和几何条件与治疗机相似，都是用于肿瘤定位、校位和治疗计划验证。因此，需要按照治疗机的要求对其机械和几何性能进行定期检查和测试。此外，还需要对模拟定位机的 X 射线部分按照诊断 X 射线机的标准进行检测。对于大多数模拟机，其焦距是可调的，需要检测不同等中心距离以确保等中心精度。CT 模拟机在现代精确放疗技术中起到关键作用，因此必须对其加强质量保证，包括辐射剂量防护、机械几何参数、影像质量和 CT 虚拟软件等方面的检查与校准。

（二）等中心及指示装置

在放射治疗中，机头或准直器的旋转轴应与治疗床的旋转轴重合，这一点被称为等中心。医用直线加速器、Co 治疗机和常规模拟定位机都采用等中心旋转方式，等中心的位置和精度对于肿瘤定位和治疗摆位过程至关重要。激光定位系统通常用于指示和确定等中心在患者体内的位置，由安装在两侧墙壁和天花板上的激光灯组成。两侧墙壁上的激光束必须严格水平重合，并与天花板上的垂直激光束精确交汇，确保交汇点与等中心严格一致。

（三）照射野特性的检查

（1）灯光野与照射野的一致性。灯光野的大小应与实际照射野的 50% 等剂量线范围相符，其符合性应控制在 ±2 mm 以内。通常采用胶片法来检查灯光野和照射野的一致性。每周至少进行一次灯光野的测量，并做好详细记录。

（2）照射野平坦度和对称性。照射野的平坦度和对称性不仅是衡量射野剂量分布特性的关键指标，还是评估放疗机器性能的关键因素。照射野对称性的变化应保持在 ±3% 以内。对于 Co 治疗机，每月进行一次检查；而对于直线加速器（X 射线和电子束），应每月进行两次检查。

（3）射线质（能量）。射野中心轴上的百分深度剂量值大小可直接反映射线质（能量）的高低。通过测量射野中心轴上不同深度的剂量比值，可以评估射线质的稳定性。对于 Co 治疗机，由于其 γ 射线的能量不随时间变化，这一项可不做。但对于直线加速器的 X 射线和电子线，应每月或在维护后进行能量测量。

（4）射照野输出剂量的校测。Co 治疗机应每月测量一次射照野的输出剂量，并与根据放射性衰变计算的结果进行比较。如果两者之间的差异超过±2%，应仔细排查可能的原因。而对于直线加速器，应每天或至少每周两次对标准参考射照野（通常为 $10 \, cm \times 10 \, cm$）进行剂量测量，并校对加速器上的剂量监测仪的读数。如果发现偏差超过 ±2%，则首先应检查束流加速、偏转、束流传输和均整（或散射）系统是否正常运行。

（5）楔形板及治疗附件。楔形板是影响剂量分布和剂量输出的重要的治疗附件，对楔形因子和挡块托架因子必须每年校测一次，变化不能超过±2%。校测时，必须测定每块物理楔形板的楔形角，以及准直器位于不同转角时楔形因子的变化。一般情况，楔形因子变化的最大值不应超过 ±1%。如果超过，应调整楔形野中心轴与束流中心轴的符合性。

（四）剂量仪及辅助仪表

用于检查的仪器、仪表的质量保证工作是整个质量保证和控制环节中最重要的一环。其中主要的是电离室和剂量仪，包括与电离室配套使用的温度计及气压计，其他的还包括半导体剂量计、热释光剂量计、自动测量水箱、胶片剂量计和黑度计、用于 CT 模拟机检测和调强验证的工具等。这些仪器本身都需要做质量保证，在验证合格后才能用来验证放疗设备的准确性和精度。电离室每年与国家一级标准或次级标准作法定的刻度，现场电离室至少每年一次或在修理后用参考电离室进行标定。

参考文献

［1］张毅，胡银祥，王志勇，等．调强放射治疗计划验证不同伽马通过率评估标准下结果的差异性［J］．当代医药论丛，2023，21（8）：98-101.

［2］韩栋梁，葛宁，王寒剑，等．治疗床旋转误差对立体定向放射治疗计划剂量验证的影响［J］．中国医学装备，2023，20（3）：16-20.

［3］祝起祺，汪之群，杨波，等．Halcyon2.0 医用直线加速器胸部调强放射治疗计划射野复杂度指标与剂量验证的相关性研究［J］．中国医学装备，2023，20（4）：5-10.

［4］鄢佳文，高靖琰，刘旭红，等．准直器角度误差对鼻咽癌容积旋转调强

放射治疗计划验证结果的影响［J］.医疗装备，2021，34（13）：29-30.

［5］陈俊颖，夏火生，赵剑，等.Dolphin 在调强放射治疗计划三维剂量验证中的应用［J］.医疗装备，2022，35（3）：32-34.

［6］鄢佳文，高靖琰，刘旭红，等.ArcCHECK 和 MatriXX 验证系统对非小细胞肺癌患者立体定向放射治疗计划剂量验证通过率的影响[J].医疗装备，2019，32（21）：21-22.

［7］陈龙云，吴波，周小祥.基于 Mapcheck2 的调强放射治疗计划剂量验证分析［J］.医疗装备，2021，34（3）：28-30.

［8］刘文涛，张宝珠，彭运生，等.Octavius 4D 放射治疗验证系统与机架角度偏差对放射治疗计划剂量验证 γ 通过率的影响及分析［J］.中国医学装备，2022，19（9）：11-15.

［9］吴广鑫，蔡勇君，陈济鸿，等.Compass 三维剂量验证系统在鼻咽癌容积旋转调强放射治疗计划剂量验证中的应用［J］.中国医学装备，2019，16（8）：5-9.

［10］王琦，龚恋，严文广，等.旋转误差对直肠癌容积旋转调强放射治疗验证计划 γ 通过率的影响［J］.中南大学学报（医学版），2020，45（9）：1104-1108.

［11］张晓宁，仇树帅，仇海英.鼻咽癌调强放射治疗计划输出的空间分辨率对剂量验证的影响［J］.实用医药杂志，2021，38（5）：432-434.

［12］廖雄飞，黎杰，肖明勇，等.笔形束和蒙特卡罗算法在放疗剂量计算中的比较研究［J］.中华放射肿瘤学杂志，2015（4）：364-366.

［13］谭庭强，廖雄飞，李勇.PlanIQ 软件在放射治疗自动计划设计中的应用研究［J］.中国医学装备，2021，18（7）：17-21.

［14］廖雄飞，袁珂，徐鹏，等.AiPlan 放射治疗计划系统的临床剂量学测试［J］.中国医疗设备，2022，37（1）：171-173.

［15］廖雄飞，李厨荣，李宁山，等.自动和逆向 3DCRT 与逆向 IMRT 计划剂量学比较［J］.中华放射肿瘤学杂志，2017，26（4）：437-441.

［16］廖雄飞，Jack Y，Yie C，等.调强放疗计划多目标优化算法比较研究［J］.中华放射肿瘤学杂志，2013，22（4）：305-308.

第八章

放射治疗常见摆位技术及注意事项

治疗实施是放射治疗流程中最后的环节，也是放射治疗关乎成败的重要步骤，务必精益求精，严格按流程和规范执行。本章主要对放射治疗实施过程中的体位验证方法和注意事项进行阐述，以帮助医务工作者为患者顺利开展放射治疗。

一、放射治疗前的体位验证方法

（一）放射治疗前体位验证的必要性

体位验证的根本目的是完成摆位，其必要性主要体现在确定摆位标记线和减少摆位误差两个方面。

1. 确定摆位标记线

在放射治疗计划的制订过程中，物理师通常会将 TPS 系统中三个小金属球的位置确定为坐标原点。然而，一旦放疗计划完成后，照射野的中心点（即治疗中心点）会根据每位患者特定的靶区和危及器官的位置和形状来确定。因此，照射野的中心点不一定与原点相符。所以不能简单地将精确放疗流程中体位固定阶段确定的那三个"十"字标记线视为摆位标记线，而需要重新确定摆位标记线，如图 8.1 所示。

2. 减小摆位误差

摆位技术在放疗过程中具有至关重要的作用，其主要目的是在多次模拟定

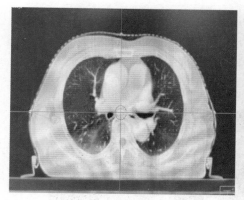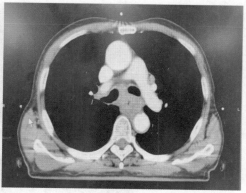

图 8.1　确定摆位标记线

位后重现患者的体位，并将其牢牢固定，以确保与治疗计划设计时确定的靶区、危及器官和射野的位置一致，以保证射线精确照射靶区。然而，在放疗摆位的实际操作中存在许多不确定因素，这些因素可能导致误差的出现。

（二）体位验证的实现方式

模拟定位机复位、验证、确定摆位标记线，图像引导放射治疗（IGRT）减小摆位误差参见第七章相关内容。

1. 体表引导放射治疗技术校正摆位误差

体表引导放射治疗技术（surface guided radiation therapy，SGRT）是图像引导放疗的一种，在治疗前和 / 或治疗中获取患者的体表影像，以校正患者的摆位误差，或进行呼吸运动管理的引导技术。其优点包括无辐射、影像获取速度快，并且可用于患者实时监控。

（1）体表引导放射治疗技术的适用范围。体表引导放射治疗技术主要用于左侧乳腺癌深吸气后屏气（deep inspiration breath hold，DIBH）治疗、无框架立体定向放射外科治疗、质子治疗、全脑全脊髓肿瘤、肝脏肿瘤、俯卧位宫颈癌和喉咽肿瘤等。

（2）体表引导放射治疗技术在乳腺癌放疗中的具体应用。

1）乳腺癌患者放疗方式：

①深吸气后屏气治疗：左乳腺或胸壁放疗患者（无淋巴结照射）；能自主

屏气 20 秒以上；明显的胸式呼吸（胸壁起伏需＞ 0.8 cm）。

②自由呼吸（free breathing，FB）治疗：一般患者；深吸气后屏气技术对左乳腺癌放疗中心脏和肺的保护作用，如图 8.2 所示；最大限度减少因呼吸引起的靶区动度。

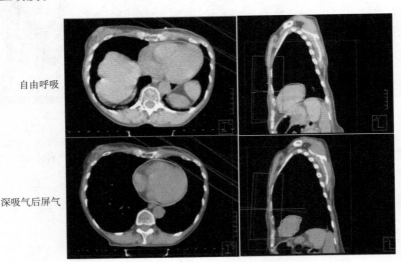

自由呼吸

深吸气后屏气

图 8.2　治疗呼吸方式

2）DIBH 患者 CT 定位：

①材料准备：乳腺托架、膝关节托架、黑线笔、尺子、酒精清洁剂、纹身针、墨水。

②患者准备：在家屏气训练，试着屏气 5 秒，逐渐练习并增加屏气时间至 20 秒以上；患者宣教；仰卧位，无膜，双手高举过头。

③自由呼吸状态下：在患者左右两侧及前胸制作三处纹身点；在纹身点贴铅点，记录两侧的纹身与 CT 床之间的距离，如图 8.3 所示；行 FB_CT 扫描。

④深吸气屏气状态下：记录两侧的纹身与 CT 床之间的距离；行 DIBH_CT

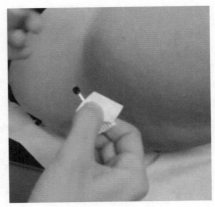

图 8.3　贴铅点

扫描。

3）DIBH患者计划设计：

①在DIBH_CT上设置两对穿切线野（300°、120°），采用野中野正向调强方法（field in field，FiF），如图8.4所示。

②在DIBH_CT上设置四个弧，前两个弧为300°~350°，后两个弧为90°~120°，采用逆向优化降低肺和心脏受照剂量，如图8.5所示。

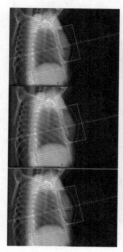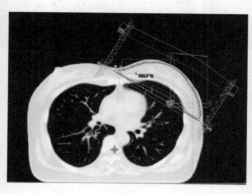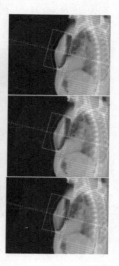

图8.4　野中野正向调强

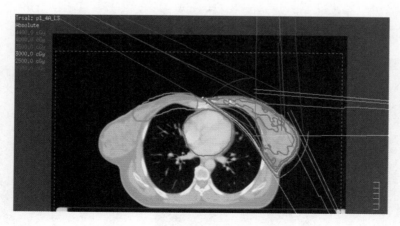

图8.5　4弧技术

4）DIBH 治疗前准备：

①将 DIBH_CT 以及 FB_CT 中患者体表勾画分别从 TPS 传输至 Align RT 工作站。

②在 Align RT 工作站导入 FB_CT，并勾画需要比对的体表轮廓，如左乳、左臂、下巴等，如图 8.6 所示。

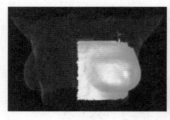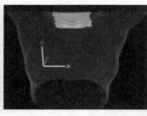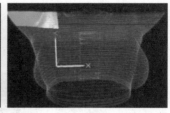

图 8.6　导入 FB_CT

③在 Align RT 工作站导入 DIBH_CT，并勾画监控的体表区域，以左乳为例，如图 8.7 所示。

5）DIBH 治疗摆位：

①患者自由呼吸：摆位患者，对齐激光灯和纹身标记；按计划单移床参数，将患者移至计划中心点（该步骤可跳过）；在 Align RT 工作站中依次打开 FB_CT 中左乳、左臂和下巴的轮廓，对患者进行摆位微调。

②患者深吸气后屏气：在 Align RT 工作站中打开 DIBH_CT 左乳监控区域，确认患者屏气幅度正常；床边安装 Coaching Bar，供患者查看自身屏气状态，如图 8.8 所示。

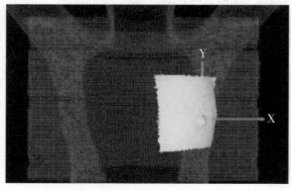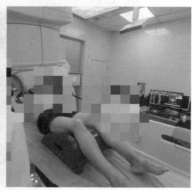

图 8.7　导入 DIBH_CT，勾画左乳　　　　图 8.8　DIBH 治疗摆位

6）DIBH 治疗：

①打开 Align RT 门控开关，打开 Elekta Response 控制器。

② Align RT 中选择 DIBH_CT 参考体表监控区域，并开始监控。

③告知患者屏气（对讲机），开始治疗第一个射野，患者需屏气至射野治疗结束。

④患者恢复自由呼吸，机头转至下一射野角度，告知患者第二次屏气，开始治疗第二个射野，患者需屏气至射野治疗结束。

7）DIBH 治疗细节：

①首次治疗时，扫描 CBCT 以双重确认患者摆位，SGRT 与 CBCT 保持一致性。

② Align RT 工作站中可以设置各方向的报警阈值和门控延迟时间阈值。

③ Coaching Bar 的使用可以让患者更好地控制自身屏气状态。

8）屏气居家训练方法：

在 CT 扫描之后，治疗开始之前，居家练习会对治疗有所帮助。具体训练方法为：

①仰卧在床上或地板上。

②将枕头放在膝盖下和头部下方以提供支撑。

③将手臂举过头顶模拟治疗体位。

④准备好后，尽可能长时间地深吸气屏住，反复练习直到可以执行此操作至少 30 秒。

⑤重要事项：在练习过程中，不要拱起背。

如果在治疗过程中患者屏气时出现了漏气现象也是无碍的，Align RT 系统将会实时监控患者的屏气状态，速度在每秒 8 帧左右。如果出现漏气或治疗位置不正确，射束将自动停止并通知治疗团队。治疗团队会通过对讲机让患者再一次屏气，然后继续治疗。

2. 主动呼吸控制技术减少摆位误差

主动呼吸控制技术（active breathing control，ABC）是一种控制和同步患者的呼吸模式，以提高放射治疗的精确度，减少摆位误差的技术。这项技术的核心在于减少由于呼吸引起的肿瘤和周围正常组织的移动，从而减少放射剂量对健康组织的影响，同时确保肿瘤区域接受到最佳的照射剂量。通过使用ABC，医生可以在患者呼吸暂停期间进行放射治疗，这个时刻通常是肿瘤相对静止的时刻，主动呼吸控制技术可以大大提高放射束的精确度。其技术应用步骤如下：

1）准备：

①机房内：开启设备的两个电源，连接机房内部通信端口；在治疗床上放置负压吸盘并固定通气装置。

②控制室：开启主动呼吸控制系统工作站；打开 Response 门控设备并用 USB 接口数据线与工作站连接；连接控制室通信端口；在桌面启动 ABC 软件进入操作界面（此处若是出现红色故障，可能因为网线水晶头松动，导致连接中断，重新插拔网线尝试排除故障；可尝试重启机房内设备或通知维修工程师尝试解决）；在操作界面左上角 Files 里面打开患者信息。

2）治疗：

①按照固定需求进行摆位，连接患者专属呼吸通气装置（患者的呼吸训练由 CT 室进行培训）。

② CBCT 的扫描。CBCT 采集使用 KV 级球管，没有关联 Response。在患者屏气倒计时结束之前手动暂停 CBCT 扫描，同时通知患者呼气，调节呼吸再次屏气，继续 CBCT 扫描至采集完成。

③进行误差修正后，调选照射野，按键出束。同时，在笔记本电脑上按下空格键通知病人吸气，在达到预设通气量时屏气，完成出束条件。MV 级射线出束时，Response 与工作站 ABC 相关联，没有达到屏气条件时，加速器不能出束，实现门控功能。

二、常见放射治疗技术实施过程中注意事项

放射治疗作为一种重要的癌症治疗手段，在肿瘤医学领域发挥着关键作用。然而，放疗技术的准确性和安全性对治疗的成功至关重要。为了确保患者获得最佳的治疗效果，放射治疗医生和技术人员必须密切合作，遵循严格的操作流程和注意事项。医务工作者掌握放射治疗技术实施过程中需要注意的关键要点，对于提高治疗质量、减少风险以及确保患者的安全至关重要。

（一）放疗前、中、后工作注意事项

1. 放疗前注意事项

（1）仔细核对资料。在开始放疗前，必须仔细核对患者的相关资料，包括病理诊断、影像学资料（如 CT、MRI、胸片、超声等）、内镜检查结果、心电图（ECG）、实验室检查（血常规、EB 病毒检查、血生化指标、传染病指标、垂体和甲状腺激素等）等。仔细核对这些资料有助于确保治疗计划的准确性。

（2）确认肿瘤分期和侵犯范围。在放疗之前，必须对肿瘤的分期和侵犯范围进行详细确认，这有助于确定具体的治疗方案和目标。

（3）签署知情同意或委托书。要求患者或其法定代理人必须签署知情同意书或委托书，以明确治疗的风险和后果，确保患者清楚并同意放疗计划。

（4）头颈部肿瘤口腔处理。对于头颈部肿瘤的患者，放疗前进行口腔处理非常重要。一般性的口腔处理完成后间隔 2~3 天即可开始放疗。拔牙后最好休息 1~2 周，创面愈合后开始放疗，拔牙最好在门诊阶段完成。

（5）并发症处理。在放疗前，需要评估患者是否存在其他疾病潜在的并发症，如心血管问题或其他慢性疾病。必要时，采取措施来处理或减轻这些并发症对放疗的影响。

2. 放疗中注意事项

（1）放射线是无色无味的，治疗时不会产生疼痛等不适，为确保治疗的准确性，治疗中避免咳嗽、说话或移动身体。

（2）造血组织对放射线很敏感，所以放疗期间应每周查一次血常规，其中白细胞、血小板往往影响较大，如果降低到正常水平以下，主治医师要采取相应的措施。

（3）若患者在放疗过程中，身体出现不适感，可立即招手，示意医疗人员及时停机处理。

（4）在放疗前后半小时内，尽量不进食，以免引起条件反射性厌食。

（5）放疗患者应多饮水，每日 2000~4000 mL，以利于毒素排出。

（6）嘱患者平时要养成良好的卫生习惯，饭后漱口清除口腔中食物残渣，减轻口腔黏膜反应。

完成放疗总剂量的放疗效果不仅与肿瘤细胞的病理类型、肿瘤分期和肿瘤部位有关，还与能否在规定时间内完成既定照射剂量有关。许多患者常因放疗出现反应而停止或拖延治疗，使病期较早的肿瘤得不到很好的控制。因此如果患者放疗反应重，不能坚持治疗，也应告知主管医生，不要自行中止治疗。

3. 放疗后注意事项

（1）保护射野内的皮肤，保持放疗区皮肤清洁，避免化学及物理的不良刺激。预防感冒，防止发生急性蜂窝织炎。放疗区皮肤破溃应尽早就诊，以便得到及时和正确的治疗，给予局部换药，预防感染等。严重的放射性皮肤损伤长期不愈，可能需要外科诊治。

（2）注意口腔卫生，保持良好的口腔卫生是减少口腔疾病发生的最基本条件和要求。餐后应及时漱口或刷牙，保持良好的口腔卫生。推荐使用含氯牙膏。

（3）放疗后尽量避免拔牙，在出现牙齿或齿龈疾患时，应积极保守治疗，在所有保守治疗均告失败的情况下，迫不得已时才考虑拔牙，并且在拔牙前一定要告知牙科医生既往接受放射治疗的病史。拔牙前要清洁口腔及牙齿，拔牙后应使用抗生素治疗，以便减少口腔及颌面间隙感染机会，减少张口困难和发生颌骨放射性骨髓炎或骨坏死的概率。

（4）功能锻炼，头颈部主要功能锻炼是张口训练。

（5）饮食要求为不忌口、不挑食、均衡营养饮食。

（二）三维适形放疗注意事项

三维适形放疗（3D-CRT），根据照射部位（靶区）的三维形状，用多叶准直器（MLC）来修饰放射线，使正常组织和器官免受不必要的照射，是一种高精度的放射治疗。三维适形放疗利用CT图像重建肿瘤二维结构，通过设置一系列不同方向的照射野，并采用与病灶形状一致的适形导线阻断，使高剂量区的分布在三维（前后、左右、上下方向）上与靶区的形状一致。高剂量区的形状与靶区三维（前后、左右、上下方向）一致，病灶周围正常组织的数量减少。肿瘤放疗的理想情况是只照射肿瘤而不照射肿瘤周围的正常组织。该放疗技术实施过程中需注意以下事项：

（1）确保制模体位、扫描体位和治疗体位一致，这有助于患者感到最舒适，同时也让技师更容易进行操作。使用三维激光定位系统和人体骨性标志来确保摆位的准确性。例如，对于头颈部肿瘤的定位和治疗摆位，可以通过调整激光灯，确保两侧激光灯对准外耳孔，室顶激光灯对准体中线，从而使 CT 图像和治疗计划中的三维重建图像准确吻合。

（2）定位框架和真空成形袋是保证重复定位和摆位的关键，真空成形袋必须密封良好，而在整个治疗过程中，需要确保患者身上没有金属物品。治疗完成后，真空成形袋应妥善存放，以免损坏导致无法使用或漏气降低定位精度。

（3）在每次治疗前，应仔细校对激光灯的位置。治疗室的激光灯起到了将治疗摆位坐标置于加速器等中心的关键作用，这是保证适形放疗质量的关键步骤，如图 8.9 所示。

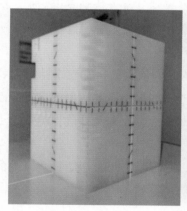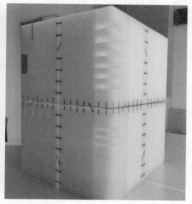

图 8.9　校对激光灯位置

（4）放疗技术员在整个治疗过程中扮演着关键的角色，放疗技术员除了要确保正确的摆位外，还需要关注照射野的大小、适形铅块的位置、床角、机架角度、楔形板的角度和方向等因素，这些因素会影响患者的治疗效果和舒适度。特别是在使用适形铅块和楔形板时，准直器的旋转方向和角度容易出错。因此，每一步都需由两名或以上技师相互印证，以确保摆位的重复性和准确性。

（三）调强适形放疗注意事项

调强适形放射治疗（IMRT）是在 3D-CRT 的基础上发展起来的，其特点是放射场的形状必须与病灶（靶区）的形状一致，可以根据需要调整放射场各点的剂量，使放射剂量分布也与靶区一致。与 3D-CRT 相比，IMRT 能提高肿瘤内部接受放疗的剂量，减少正常组织接受照射的剂量，并可以降低某些副作用的风险，如头颈部放疗时减少对唾液腺的损伤（可引起口干）；前列腺癌放疗可使病灶剂量由 68 Gy 提高到 81 Gy，3 年控制率由 48% 提高到 94%，直肠反应由 57% 降为 2%；乳腺癌、肺癌放疗可避免放射性肺炎；胰腺癌、肝癌放疗可避免胃肠道损伤等。调强适形放射治疗将取代常规放疗技术，成为一种新的常规技术。该放疗技术实施过程中需要注意以下事项：

（1）在患者首次接受调强适形放疗摆位前，必须仔细核对放疗单上的信息，包括患者的姓名、性别、年龄、定位膜等，同时确保正确理解医嘱。如果医嘱不清楚或存在错误，应立即与主管医师沟通并更正，否则不得进行治疗。首次治疗时，放疗单必须由物理师和主管医师签字，否则不得治疗。此外，如果患者体温超过 38 ℃、血常规不符合照射标准、无法配合摆位或无法坚持治疗结束等情况，应暂时延迟治疗。

（2）放射治疗单是执行放疗计划的主要依据，贯穿整个治疗过程。必须认真、客观地填写治疗单，严禁随意涂改。如果因机器故障或患者原因未能进行治疗，应在治疗单的备注栏内记录中断治疗的原因，并确保治疗单上有摆位者和记录者的双重签名，以备核对和检查。

（3）由于调强适形放疗中，机架的旋转和光栅的移动是全自动的过程，因此在患者首次治疗时，必须确保治疗床的位置不会偏低且偏向一侧。在需要将机架转到 90° 以上或 270° 以下的角度时，应在摆位后在治疗室内进行一次模拟旋转，以确保机架与床、患者以及影像板之间没有碰撞。在非共面照射中有床转角的情况下，应先将机架抬起，然后手动旋转治疗床到位，以防止机架与治疗床或患者身体碰撞。

（4）操作室必须配备患者监视和通话系统（图 8.10），在整个治疗过程中，技术员必须时刻观察监视器中患者的体位动态变化，并与患者保持沟通。对于儿童、意识障碍等自控能力差的患者，必须采取适当的固定措施，以确保治疗体位合理且防止坠床事件发生。对于年老体弱、病情较重的患者，应采取多种措施确保安全，并制订应急预案，如紧急停水停电、突发事件处理和危重患者抢救等预案。如果患者需要特殊的摆位，应在治疗单上详细注明，并确保技术员班与班之间进行口头或书面的交接班工作。

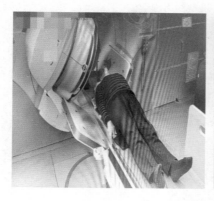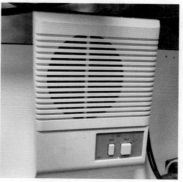

图 8.10　治疗室患者监视和通话系统

（5）在所有患者陪护人员和工作人员全部离开治疗室后，方可关闭治疗室的电动铅门，然后开始进行放射治疗。治疗结束后，必须将治疗床退回到起始位置，将床左右拉至中央位置，降床至合适的高度，并锁定床的位置，然后才可请患者下床，以防止患者跌倒。

（四）容积调强放射治疗注意事项

容积调强放射治疗（VMAT），机架在 360° 范围内单弧或多弧旋转框架进行治疗。该技术可以满足全身各部位肿瘤治疗的需要，比较适合早期癌症的治疗。与传统 IMRT 不同的是，传统 IMRT 是将机器围绕患者旋转到一个固定的角度，反复停止和启动，从多个角度对肿瘤进行治疗，而 VMAT 则可以在一次 360° 旋转中将剂量投射到整个肿瘤，只需要几分钟，因此可以大大缩短治疗时间，从而有可能减少治疗过程中由于患者体位移动造成的治疗偏差。同时，VMAT 与 IMRT 等技术的不同之处在于，它提供的是整个靶区的剂量，而不是分层剂量，治疗计划算法保证了治疗准确性优于 IMRT，并将周围正常组织和器官的剂量降到最低。减少治疗后的副作用。这项技术以其"快、准、优"的特点为肿瘤放射治疗患者提供更全面、科学、精准的技术解决方案，可应用于各种肿瘤的精确治疗。该放疗技术实施过程中需要注意以下事项：

（1）定位前要做好准备工作，制作体位固定装置，固定头颈部时用热塑面模，固定胸腹部常用真空体模或热塑体模，均为无创固定技术。

（2）患者固定后在放疗专用CT模拟机上定位扫描，采集的图像通过网络传输到医生工作站，在三维治疗计划系统中调出CT图像，系统对定位标记自动探测并完成治疗部位坐标系的建立，由经验丰富的放疗科医生逐层勾画靶区和要害器官，由物理师根据医嘱设计放射治疗计划。

（3）容积调强放射治疗多采用逆向设计治疗计划，先将照射野变成众多子野或笔束野，然后依靠多叶光栅、物理补偿器等手段调节每个子野或笔形束的强度。放疗计划设计后还要进行优化和评价，选出最佳可行方案。经过位置验证和剂量验证无误后，由经验丰富的技术员实施精确治疗。

（五）图像引导放疗注意事项

图像引导放疗（IGRT），即是在影像图像引导下进行的放疗，它是一种四维的放射治疗技术，在三维放疗的基础上加入了时间因数的概念，在患者进行治疗前、治疗中利用各种先进的影像设备（CT，MRI，PET）对肿瘤及正常器官进行实时的监控，可以纠正放疗期间摆位、器官运动、肿瘤体积变化带来的误差，并能根据器官位置的变化调整治疗条件使照射野紧紧"追随"靶区，使之能做到真正意义上的精确治疗。例如，托姆刀（Tomo therapy）可以在每次治疗前捕捉患者的肿瘤CT图像，使得非常精确的肿瘤照射和更好保护正常组织成为可能。该放疗技术实施过程中需要注意以下事项：

（1）在磁场的影响下，对X射线适形的多叶准直器中用于控制叶片到位精度的磁性编码器性能可能会下降。对此，可以通过重新设计、使用兼容的组件替换和减小磁场强度的方法以减小或消除磁场对多叶准直器产生的影响。

（2）磁场的存在会使在波导中用以产生高能X射线的电子产生偏离、聚焦和散焦，导致电子束流的损失。对此，可以通过屏蔽设备或磁体的方法来减小磁场的影响。

（3）X射线与物质相互作用释放的次级电子也会受到磁场的影响。例如，对于磁场与Linac方向平行的系统在受到磁场的作用时，电子将沿磁场的中心轴聚集，产生电子聚焦效应（electron focusing effect，EFE），使得射束进入人体处皮肤表面剂量增加。而对于磁场与Linac方向垂直的系统，电子在远离磁场的圆形路径中形成弯曲，产生电子回转效应（electron returning effect，ERE），导致射束半影变宽，剂量分布不对称。这类EFE和ERE效应可采用相反方向的束流结构以降低前述不利影响。

参考文献

［1］姜雪松，汪琪，朱军，等．模拟机下胸部肿瘤调强放射治疗体位验证结果［J］．肿瘤防治研究，2013，40（12）：1167-1169.

［2］葛琴，蔡晶，赵季忠，等．CBCT验证食管癌放射治疗中两种体位固定方式摆位误差的比较分析［J］．现代肿瘤医学，2017，25（17）：2807-2809.

［3］李文哲，徐丽，邹蕴，等．X射线体积成像图像配准软件在腹部放射治疗中对体位验证的影响［J］．中国医学装备，2020，17（6）：22-24.

［4］李文军，李文哲，夏宏娟，等．XVI图像配准软件在头颈部放疗中对体位验证的影响［J］．医疗卫生装备，2015，36（1）：72-73，95.

［5］刘豪佳，王慧涛，徐红卫，等．X射线容积成像系统配准方式对中下段食管癌放疗体位验证的影响［J］．中国辐射卫生，2023，32（1）：52-57.

［6］王震岳，赵瑞，陈国梁，等．胸腹部肿瘤放射治疗体位固定技术分析［J］．医疗卫生装备，2016，37（3）：81-83.

［7］应微，何友安，何勇，等．ExacTrac X线图像引导系统在头部肿瘤治疗中的质量控制［J］．中华放射肿瘤学杂志，2015，24（2）：193-195.

第九章
放射治疗新技术介绍

一、空间分割放疗技术

空间分割放疗（spatially fractionated radiation therapy，SFRT）是通过将治疗区域分割为不同的子区域，每个子区域分别接受不同剂量的放射治疗的技术方法。其核心原理是在保证肿瘤总体接受足够剂量的基础上，尽可能减少对周围正常组织的损伤。这样的设计使一部分肿瘤区域可以接受较高剂量的照射，以达到更好的治疗效果，同时降低了对周围健康组织造成过度损伤的风险。从历史上来看，SFRT经常用于治疗体积庞大的恶性肿瘤，使用兆伏级X射线束进行立体定向放射治疗（stereotaxic radiosurgery，SRS）/立体定向体部放射治疗（stereotactic body radiation therapy，SBRT）剂量范围内的高辐射剂量（每次10~20 Gy）。

（一）空间分割放疗的历史与发展

空间分割放疗的起源可以追溯到早期的网格疗法，该疗法最早由科勒于1909年引入，并在20世纪30年代广泛采用。网格疗法通常使用一个网的屏幕，其中具有穿孔的区域，通过这些穿孔向肿瘤输送相对较高但不均匀的辐射剂量。网格疗法的不同之处在于，它是通过创建一种铅笔光束阵列的光束排列，而不是试图治疗整个肿瘤。相反，空间分割放疗允许将SRS或SBRT剂量水平的辐射传递到肿瘤内的特定区域，特别是对于那些体积较大的肿瘤，以避免对周围组织产生显著的抑制性损害或有害毒性。

20 世纪 50 年代时，SFRT 主要是通过正千伏级 X 射线，对一些根深蒂固的晚期大肿瘤进行放射治疗。之后随着兆伏辐射的引入，SFRT 可以更容易地实现患者皮肤保护，并实现更好的剂量分布。因此，网格放射治疗作为一种临床递送方法已经不再那么常见。此外，使用更现代的技术向全球资源数据库提供具有卓越剂量测定的 SFRT，至今还没有得到很好的描述。

（二）空间分割放疗的优缺点

1. 优点

临床实践表明，传统的立体定向放射治疗在转移性和不可切除的癌症患者身上，可以取得良好的临床效益。然而，对于那些附近存在高危器官的大型肿瘤来说，SBRT 的应用会受到诸多限制。而空间分割放射治疗在中晚期大型肿瘤的姑息治疗中，显示出了独特的优势。多项研究表明，对于头颈癌、肝癌、盆腔肿瘤等大体积原发性或转移性恶性肿瘤，空间分割技术可以实现较高的临床缓解率，并且毒副反应较小。除此之外，SFRT 还有以下几个突出优点：

（1）提高肿瘤照射剂量。SFRT 允许更高的辐射剂量照射到肿瘤，从而可以提高局部控制率和患者生存率。

（2）减少正常组织照射剂量。SFRT 可以有效减少正常组织的辐射暴露，从而降低毒副反应的风险，同时保护重要器官不受损害。

（3）应用新技术。利用一些新技术，SFRT 可以改变某些肿瘤的分割照射模式，提供了更精确和个性化的治疗选项。

（4）扩大治疗范围。某些在临床上不能用常规照射实施治疗的肿瘤可以通过 SFRT 来完成。

2. 缺点

（1）技术要求较高。空间分割放疗涉及复杂的治疗计划和精密的辐射投放，需要高精度的设备和专业知识，对临床操作人员的技术要求较高。

（2）治疗计划较复杂。由于需要将治疗区域细分为不同的子区域，并为每个子区域设计不同的剂量，这使治疗计划的制订变得相对复杂和困难。

（3）剂量的监控难。由于空间分割治疗涉及多个子区域和不同的剂量设置，监控各个子区域的实际剂量和调整治疗计划会比较困难。

（4）费用高。由于所需设备的精密性和技术的复杂性，空间分割放疗的成本相对较高，可能会增加患者的经济负担。

（三）空间分割放疗患者的选择与评估

空间分割放疗主要适用于中晚期大体积肿瘤（头颈癌、肝癌等大体积原发性或转移性恶性肿瘤）的姑息治疗。

（四）空间分割放疗的剂量和技术

空间分割放射治疗通常采用低分次、单次大剂量的放射疗法。在制订治疗计划时，需要全面考虑多个因素，包括肿瘤的大小、敏感性、部位、邻近重要器官的位置以及正常组织的耐受性。同时，还需考虑与传统放射治疗和既往放化疗的协同治疗情况。

根据目前国内治疗的经验，一些肿瘤常用的空间分割治疗剂量分次如下：

（1）病灶直径小于 3 cm 的周围型肺癌、肺转移癌、肝癌、肝转移癌等，单次照射剂量可达 8~15 Gy，总剂量可达 45~56 Gy/3~15 次，每日或隔日治疗均可。治疗方法以采用体部 γ 刀或加速器为主体配以圆形准直器的 X 线立体定向放射治疗的多弧、非共面照射较为合适。

（2）中等大小的肿瘤（3~5 cm），如常见的肝癌、胰腺癌、肺癌以及腹膜后、盆腔等肿瘤，单纯采用空间分割放射治疗时，剂量分次常采用 4~8 Gy/ 次，总剂量 40~60 Gy/6~15 次。体部 γ 刀或 X 线立体定向放射治疗宜采用适形多野、非共面照射野最好在 6 个或以上。当与常规放射治疗配合照射时，治疗次数应根据 L-Q 模式计算出等效的肿瘤控制剂量。

（3）较大肿瘤（大于 5 cm）及位于要害器官周围的肿瘤，单次剂量应较低，4~6 Gy/ 次，总剂量应根据不同肿瘤类型及正常组织器官的耐受情况决定。

（4）一些头颈部肿瘤，如肉瘤、腺样囊性癌等放射治疗不敏感的肿瘤，可配合手术、常规外照射或单纯应用以加速器为主体的空间分割放射治疗，单次剂量通常 3~5 Gy，总剂量选择应视病情而定。

空间分割放射治疗的靶区剂量分布要求和常规放射治疗基本相同，至少90% 等剂量线完全包绕靶区，剂量归一可酌情选用 90%~95% 等剂量线、射野等中心点等。体部 γ 刀是根据肿瘤的大小及形状采用单靶点或多靶点填充式照射，多采用 50% 等剂量曲线作为处方剂量。肿瘤及正常组织的剂量评估均采用剂量体积直方图（DVH），在权衡 TCP 和 NTCP 时以不增加 NTCP 为原则。

二、质子重离子放疗技术

质子重离子放疗（proton and carbon ion therapy，PT）是一种高精度、高选择性的放射治疗方式，主要用于恶性肿瘤的治疗。质子或重离子被加速并以高速的粒子束状投射至人体内的肿瘤组织。由于质子和重离子在穿透人体组织时，能够在特定深度范围内释放其所携带的大部分能量，因此这种放疗方法能够将更高剂量的辐射能量更精确地集中于肿瘤组织，而对周围的正常组织造成的损伤则相对较小。在质子重离子放疗技术中，根据所使用的粒子的种类，主要可以分为质子放疗和重离子放疗两大类。质子放疗利用的是质子作为辐射源，而重离子放疗则多采用如碳离子等较重的带电粒子。由于重离子的质量较大，其生物学效应也相对较强，因此重离子放疗在某些方面可能比质子放疗更具优势。

（一）质子重离子放疗的历史与发展

质子重离子放疗技术作为现代放射治疗的一种重要方式，其发展经过了一个漫长的过程。最初，科学家们发现放射性物质可以用于治疗肿瘤，并逐步发展了多种放射治疗技术。20 世纪 40 年代，质子首次被用于临床治疗，标志着质子治疗技术的诞生。随后，技术不断发展，设备也在不断完善和更新。到了 20 世纪 90 年代，重离子治疗技术也开始用于临床试验，开启了重离子治疗的新纪元。这两种技术的发展都得益于加速器技术的进步和放疗技术的创新，加速器能够生成高能的粒子束，使得粒子能够精确地照射到肿瘤的特定位置。此外，计算机技术的进步也为治疗的精度和优化提供了有力的技术支持，使得治疗计划能够根据患者的具体情况进行个性化调整。到 21 世纪，随着技术的不断成熟和临床经验的积累，质子和重离子放疗技术在全球范围内得到了更广泛的应用。临床实践也显示，这两种技术在治疗脑瘤、头颈部肿瘤和儿童肿瘤等某些特定部位和类型的肿瘤时，具有比其他放疗技术更明显的优势。同时，由于其对周围正常组织的损伤较小，因此也被广泛应用于眼睛、脊髓等一些较为敏感和复杂部位的肿瘤治疗。

（二）质子重离子放疗的优缺点

1. 优点

（1）精确性高。质子和重离子放疗能够将辐射能量精确地集中于肿瘤组织，减少对周围正常组织的损害，使得医生能够提高照射肿瘤的剂量，同时降低对正常组织的影响。

（2）适用范围广。这种技术可以应用于许多类型的肿瘤，特别是位于深部或靠近重要器官和结构的肿瘤。

（3）副作用小。由于辐射对正常组织的损害降低，患者在治疗过程中和治疗后的副作用可能较传统放疗小。

（4）治疗周期短。质子和重离子放疗通常需要的治疗次数较少，治疗周期相对较短。

（5）治疗预后好，复发率低。目前接受质子重离子治疗的肿瘤患者大部分已经达到了比较好的效果，有研究显示，Ⅱ期的肺癌患者进行单纯的质子重离子治疗，5年生存率为55%，Ⅰ期肝癌的5年生存率67%，前列腺癌的5年生存率达到93%，肺癌的5年生存率达到73%，Ⅳ期宫颈癌的5年生存率达到48%。最近的研究结果表明，接受过重离子放射线治疗的患者，2年后患部癌细胞没有再发的占50%~100%（根据脏器不同，有效果差别）。例如，早期非小细胞肺癌3年控制率超90%，肝癌控制率为85%~95%，前列腺癌几乎达到100%。

2. 缺点

（1）成本高。质子和重离子放疗所需的设备和维护成本相对较高，因此治疗的总体费用也较高。

（2）可接受该治疗的患者相对有限。由于设备的限制和成本考虑，能够接受该种治疗的患者数量相对有限。

（3）技术要求高。进行质子和重离子放疗需要高精度的设备和技术，同时也要求医生和技术人员具有较高的专业技能。

（4）临床研究相对不足。相较于其他成熟的放疗技术，质子和重离子放疗的长期效果和安全性还需要更多的临床研究来进一步证实。

（三）实行质子重离子放疗患者的选择与评估

质子重离子放疗主要适用于肿瘤局限在原位，或有区域淋巴结转移，但是没有发生远处转移的患者，包括：

（1）不适合手术的Ⅰ～Ⅲ期肺癌。对于不适合手术干预的早期到中期肺癌患者，质子重离子放疗可以成为一种有效的治疗选择。

（2）颅底肿瘤。例如脊索瘤和软骨肉瘤等颅底区域的肿瘤，由于其位置的特殊性，质子重离子放疗可以更精确地照射肿瘤，减少对周围正常组织的伤害。

（3）消化道肿瘤。原发性肝癌和胰腺癌等消化道肿瘤患者，特别是那些不能通过手术切除的情况，可以考虑质子重离子放疗。

（4）中枢神经系统肿瘤。例如星形胶质细胞瘤、孤立的脑转移病灶、垂体瘤、脑动静脉畸形、脑膜瘤和听神经瘤等中枢神经系统肿瘤，由于其对精确治疗的需求，可以从质子重离子放疗中受益。

（5）头颈部肿瘤。鼻咽癌和局部晚期的头颈部癌患者，质子重离子放疗可以减少对口腔和咽喉等关键结构的剂量，降低副作用风险。

（6）质子重离子放疗不适合于以下情况：

①全身性的恶性疾病。例如白血病、多发性骨髓瘤等。此外，胃癌和肠癌等位于腔体脏器内的癌症也不适合质子重离子放疗。

②一般情况不佳的患者。例如，患者在白天有一半或以上的时间卧床，需要他人照料的情况下，不适合质子重离子放疗。

③存在广泛的远处器官肿瘤转移。当患者已经发生了广泛的远处器官的肿瘤转移时，质子重离子放疗通常不再是首选治疗方法。

④多次放射治疗。对于同一肿瘤部位已经接受过两次或更多次放射治疗的患者，质子重离子放疗不再适用。

要明确患者的病情，并初步判断是否适合质子重离子治疗，主诊医生需要综合考虑患者的疾病类型和分期，并非所有患者都适合这种治疗方法。对于确实适合接受质子重离子治疗的患者，通常建议主诊医生对患者进行多学科综合诊疗（multi-disciplinary treatment，MDT），以进一步确定患者是否应该接受质子重离子治疗。

（四）质子重离子治疗装置

质子重离子治疗装置构成比较复杂，具体构成如图 9.1 所示。

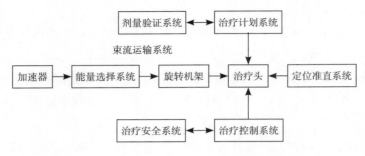

图 9.1　质子重离子治疗装置构成

（1）质子加速器。质子治疗所使用的质子需要高能量，而高能量的质子加速通常需要采用高频谐振加速器。一般而言，为了能够治疗深度在 30~315 cm 的肿瘤，需要使用能产生 70~230 MeV 能量的质子加速器。

质子加速器主要包括同步加速器、回旋加速器、同步回旋加速器和直线加速器等几种类型。回旋加速器优点在于操作相对便捷，但其需要额外配置能量选择系统，因为其质子束的能量是固定的，而且质子束品质不如其他两种类型的加速器。同步加速器的优势在于输出的质子能量可调，不需要额外配置能量选择系统，但其操作相对较为复杂，需要占用较大的空间。直线加速器同样能够实现输出能量的可调性，而且其质子束品质特别出色。

（2）能量选择系统。在质子治疗中，必须根据肿瘤的深度和厚度使用不同能量的质子。然而，回旋加速器产生的质子束能量是固定的，因此需要在加速器和治疗头之间加一个能量选择系统。该系统由降能器、各种磁铁以及用于测量的元件组成，当质子穿过石墨层时，石墨的厚度越大，质子的能量降低越多。因此通过使用不同厚度的石墨，能够实现不同能量的质子降能。当 230 MeV 的质子流从加速器引出并进入能量选择系统时，通过调整降能器的厚度，可以在输出端获得从 70 MeV 到 230 MeV 连续可调的不同能量的质子流。能量选择系统是确保治疗时能够精确地选择所需的质子能量，以便将治疗焦点准确定位在肿瘤组织内，最大限度地减少对周围正常组织的辐射损伤。

（3）束流运输系统和旋转机架。束流运输系统的主要任务是将由加速器产生的质子束精确地传送至患者的治疗区域。该系统主要包括四极磁铁、偏转磁铁、导向磁铁、束流测量设备和真空设备等组件，这些组件共同构成了束流传输管道。四极磁铁是对质子束进行聚焦，确保束流的精确定位。偏转磁铁则用于改变束流的方向，使其按照治疗计划正确照射到患者体内的目标区域。导向磁铁则用于校正在系统安装时可能出现的束流偏离情况，以确保照射的精准性。

为了最大限度地利用质子加速器的束流，通常会配置多个治疗室。这些治疗室分为两种类型：固定束治疗室和旋转束治疗室。旋转束治疗室配备了旋转架，能够围绕卧姿患者进行旋转，以不同的角度照射靶区，从而实现更全面的照射覆盖。质子束首先从加速器引出，然后根据需要进入不同的支束线，最终进入治疗室。主束线和支束线的交界处会配置偏转磁铁，也称为开关磁铁，用于改变束流的方向，以确保准确地进入特定的治疗室。

（4）治疗头和定位准直系统。为了将从加速器引出的质子束变成较大且均匀的束流，以覆盖肿瘤的横向面积，需要使用一个特殊的束流分发系统。同时，为了确保质子束能够深入肿瘤组织并形成扩展的布拉格峰，需要配备一个束流能量调制器。所有这些专用功能的组件都集成在治疗头内，每一个组件都发挥着关键的作用。

①降能器：用于显著减少质子束的能量。通常该降能器是一个石墨柱，外部包覆不锈钢壳以提供保护。

②转动调制器：用于调整质子束的射程，确保能够精确照射到靶区。

③二进制调能器：用于精确调整质子束的射程。

④射程补偿器：确保在扩展布拉格峰后，质子束的射程刚好匹配到肿瘤的后方边界。

⑤散射系统：这是一种广泛使用的束流扩展系统，其中双散射系统最为常见，特别适合用于需要辐射的区域较大的情况。

⑥准直器：用于限制照射区域，通常会配置射程监测器，以确保质子束的射程准确。

⑦定位系统：用于精确定位质子束，以确保准确地辐射到肿瘤病灶部位，实现精确治疗。

（5）其他系统。

①剂量验证系统：为了确保在治疗时的真实质子治疗剂量参数达到治疗的规定要求值，同时保证安全和疗效，必须有一套剂量验证系统进行治疗剂量的实时监测。

②治疗计划系统：本质是一个专用于质子治疗的软件，医生根据患者的有关诊断信息，用这个软件来制订患者的治疗方案，并确定设备运行参数。

③治疗控制系统：将质子治疗系统中各个独立完成某一特定功能的设备相互连接在一起，通过专用应用软件按治疗要求使所有设备协调地进行工作。

④治疗安全系统：用于保证患者和医务人员不受辐射伤害。

三、术中放射治疗技术

术中放射治疗（intraoperative radiation therapy，IORT）是指在手术中，充分暴露瘤床、未能完全切除或未切除肿瘤及周围转移淋巴结，并把放射敏感的正常组织牵拉到照射野外，在直视下对以上区域行一次大剂量照射，以期最大限度杀灭肿瘤细胞，防止或减少正常组织损伤的一种治疗方法。广义上的 IORT 按照照射的方式不同，可分为术中电子束放射治疗（intraoperative electron beam radiation therapy，IOERT）、术中高剂量率后装放疗（HDR–IORT）、低能量 X 线术中放疗（Low–KV IORT）和术中粒子植入。

（一）术中放射治疗的历史与发展

术中放射治疗的历史与发展可以追溯到 20 世纪初，1915 年 Finsterer 首次在一位胃肠道肿瘤患者的手术中，尝试将 X 线照射治疗与手术相结合，标志着术中放射治疗的开端。20 世纪 30 年代，随着近距离 X 线设备的引入，术中放射治疗技术得以进一步发展。20 世纪 50 年代，高能量 X 线技术的应用，进一步提高了术中放射治疗效果。1959 年，德国开始使用 90~150 kV 的 X 线照射治疗，成为全球第一个将术前远距离放疗和术中放射治疗联合运用的国家。20 世纪 60 年代，日本率先在术中治疗时使用高电压装置。随后的 20 世纪七八十年代，美国和欧洲国家也陆续开始了术中放射治疗的尝试。近 30 年来，随着高剂量率后装术中放射治疗、可移动式的高能电子束放射治疗、低能 X 线放疗以及粒子植入技术的应用，术中放射治疗得到了迅速的发展和广泛的临床应用。该技术的不断创新与进步，为恶性肿瘤的治疗提供了新的可能性，为患者的康复带来了更多的希望。术中放疗技术如图 9.2 所示。

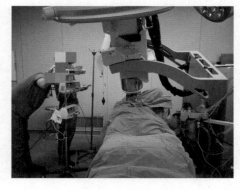

图 9.2　术中放疗技术

（二）术中放射治疗的优缺点

大量的临床实践表明，IORT 可以显著提高肿瘤的局部控制率，并降低术后放疗的并发症。

1. 优点

（1）精确性。术中放疗能够在手术过程中直接视野内暴露肿瘤区域，使放射疗法的照射范围更加精确。这有助于更准确地设计照射野，最大限度地杀灭肿瘤细胞。

（2）保护正常组织。在 IORT 过程中，可以将限制放射剂量的正常组织推开或遮挡在照射野外，从而最大限度地减少放射治疗对正常组织的伤害。

（3）生物学效应。基于前两个优点，IORT 能够更充分地发挥电子束剂量的生物学效应，有助于高效杀灭肿瘤细胞。

2. 缺点

（1）一次性照射。放射治疗是指数性杀死肿瘤干细胞，多次放疗的间隔时间可以使正常组织损伤得以再氧化、再增殖、再分布、再修复（4R 效应），因此适当的多次治疗，可以把杀伤肿瘤细胞和保护正常组织同时达到最大化。然而术中放疗是一次性的照射过程，相较于分次外照射治疗，其生物学效应相对较差。

（2）放射生物学效应的限制。正常组织的耐受剂量是术中放疗一次性照射剂量的主要限制因素，当处方剂量接近耐受剂量时，微小的剂量变化也可能导致并发症的发生率和肿瘤的控制率出现明显变化。

（3）组织损伤难以预测。尽管 IORT 可以避免正常器官受到高能量的照射或全器官的照射，但照射野内仍包含不同类型的组织，可能引发不同的放射生物学反应，这种可能出现的生物学反应是难以准确预测和评估的。

尽管术中放疗存在一些不足之处，但只要严格掌握其适应证，尽量避开重要器官,选择适当的IORT类型,充分考虑处方剂量和照射野内器官和组织保护,就可以最大限度地发挥IORT的优势, 为患者提供更好的治疗效果。

(三)实行术中放疗患者的选择及评估

术中放疗适应证,从广义来说,对于不能切除的肿瘤和肿瘤切除后容易局部复发的部位均可以进行术中放射治疗,只是因治疗目的为综合术后放疗的一部分, 还是单纯术中放射治疗, 术中放射治疗的适应证包括:

(1) 无手术禁忌并尝试完全切除肿瘤的前提下。当患者具备手术条件,但仍然无法完全切除肿瘤并实现可接受的局部控制时, 可考虑术中放疗作为治疗的一部分。

(2) 次全切除或无法切除的肿瘤。对于那些只能进行次全切除或无法切除的肿瘤,当外部放射治疗剂量需要超过正常组织的耐受剂量时, 术中放疗可以作为一种合适的选择, 以确保局部控制。

(3) 合理避开正常组织。术中放疗需要在暴露肿瘤区域的同时, 尽可能避开或遮挡正常组织, 以降低对正常组织的伤害。这种情况下, IORT 联合外照射放疗 (external beam radiation therapy, EBRT) 可以达到理想的治疗效果。

(4) 无远处转移或腹膜种植转移。术中放疗通常适用于没有远处转移或腹膜种植转移的患者。可切除的单器官转移的、有高效的系统性治疗方案的、远处转移进展缓慢的患者除外。

(5) 控制原发肿瘤发展。即使在术中发现有远处转移的情况下, 术中放疗仍然可以作为一种选择, 用于控制原发肿瘤的发展, 为全身治疗 (化疗) 创造更好的机会和条件。

需要注意的是, 术前需评估患者是否能耐受术中放疗, 包括详细了解患者既往病史、体格检查、常规检查 (血常规、肝肾功能、胸片或 CT/MRI/PET–CT、肿瘤标志物) 等。在治疗前评估还包括局部原发肿瘤的范围、区分局部复发病变来自血源性或是外周播散。

(四)术中放射治疗的剂量和技术

确定 IORT 照射剂量是一个复杂而精细的过程,需要综合考虑多个因素。首先, 必须考虑扩大根治手术的范围、是否进行了术前 EBRT、手术后病变区域边缘是否还存在肿瘤细胞以及肿瘤是否完全切除。其次，需要明确术中放射治疗的目的，是进行纯粹的术中放疗还是与术后放射治疗结合使用。最后，还必须考虑照射区域内的正常组织数量和其耐受性。对于患者在接受45~54 Gy（单次剂量 1.8 Gy，每周 5 次）的术前 EBRT 后，通常推荐 IORT 剂量在 10~15 Gy。而在术中切除程度为 R1（显微镜下残留）或 R2（肉眼残留）时，术中放疗剂量应分别在 15~20 Gy 和 20 Gy 或稍高。对于那些没有接受术前 EBRT 的患者，如果选择进行纯粹的术中放射放疗，并且肿瘤已被完全切除（即根治性切除），放疗剂量通常应在 1500 cGy 或稍多。如果手术达到 R1 切除，IORT 剂量可考虑增加至 20 Gy 或更高，但需要特别谨慎，避免局部照射剂量超过 25 Gy。对于 R2 切除的情况，通常需要考虑术中放疗与术后放疗的联合使用，术中放疗剂量约为 15 Gy，而术后放射治疗剂量为 45~50 Gy。

需要注意的是，不同组织具有不同的 α/β 值，这导致了在单次大剂量照射时相对生物学效应（relative biological effectiveness，RBE）的差异。随着剂量的增加，这种差异变得更加显著。因此在超过 30 Gy 剂量情况下，存在对神经组织等慢性损伤组织的严重风险，即使可见大神经被避免。至于术中放疗的范围，目前尚无明确的定论，但可以参考外部放射治疗的原则，设计累及野照射范围。当肿瘤未被完全切除时，射野的边缘应以肿瘤（GTV）和转移淋巴结（GTVnd）为中心，向外扩展 0.5~1 cm。而在肿瘤完全切除的情况下，照射范围应重点考虑术后易复发的区域，而不应包括相对复发概率较低的部位。确保照射范围的精确定位不仅有助于提高肿瘤的控制，还能减少正常组织的损伤。

术中放射治疗对肿瘤局部控制率的提高和对组织造成的损伤，可通过各种参数来评估（表 9.1 和图 9.3）。IORT 技术方法学相关参数的描述如表 9.2 所示。

表 9.1　IORT 试验中对正常组织副作用评价有价值的信息

IORT 前对患者和病变的评价
组织恶化的临床表现和影像学证据
临床表现直接提示肿瘤浸润
手术操作
之前的治疗：放疗、化疗、同步放化疗
IORT 时对照射区域正常组织评价

续表

IORT 对组织的损伤
在照射野内损伤组织的类型
损伤组织的结构和大小
评估照射剂量
IORT 后其他损伤参数
局部感染、脓肿
手术中远距离组织操作的相互干扰
微观或宏观的血管形成
补充治疗: EBRT、放化疗、化疗等
肿瘤复发和毒性组织的浸润

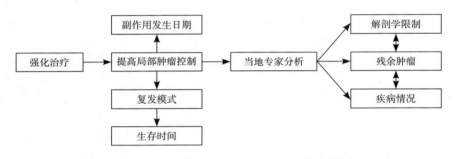

图 9.3　IORT 临床试验中肿瘤控制过程

表 9.2　机构 IORT 法学报告相关参数的描述

材料	放射源
	IORT 设备的大小、形状
	影像学证据
	检查相关知情同意书
	个人 IORT 过程的多学科协议描述
方法	设备剂量测定性能
	剂量测定治疗计划
	剂量特殊化标准
	手术与放疗: 病例讨论, 技术合作, 选择目标体积的一致性

	麻醉与放疗：IORT 时对患者的运输和管理
	随访协议：局部作用和病变结局的选择性分析
机构	医院的描述
	临床肿瘤科合作特点
	手术肿瘤科特点
	IORT 的实施
	放射方式
	延长运送
	可移动式 IORT 的设备

（五）术中放射治疗的方法和技术

1. 术中电子束放疗

在 20 世纪 70 年代末和 80 年代初，术中电子束放疗技术开始逐渐兴起。这是一种放射治疗方法，其辐射源是高能电子线。术中电子束放疗设备包括传统的直线加速器、可移动式直线电子线加速器以及最新的 Novac 7 和 LIAC 加速器。

（1）传统的直线加速器。西门子 ME 是一种传统的直线加速器，可以产生 6、9、12、15 和 18 MeV 的电子线辐射。它具有不同的剂量选择，可适用于不同深度的治疗，范围分别为 1.7、2.6、3.7、4.5 和 5.0 cm。然而，由于其机架活动的角度受限，难以满足术中放射治疗的特殊需求，因此在术中放射治疗中使用较少，而更常用于术前外照射放疗。

（2）Mobetron 加速器（可移动式）。Mobetron 加速器是一种可移动式直线电子线加速器，广泛应用于北美、南美、欧洲和亚洲。Mobetron 加速器与传统医用直线加速器相似，但它的源皮距（SSD）为 50 cm，具备光线阻挡器，可以阻挡原始的光线辐射。Mobetron 加速器的机架可以在两个方向上旋转，可产生 4、6、9 和 12 MeV 的电子线能量，适用于 1.1、1.9、2.9 和 3.5 cm 深度。这种设备采用软对接方式，同时配备了多种限光筒，可根据不同解剖部位和肿瘤特点的需要，设计不同形状和尺寸的限光筒，一般直径为 3~10 cm，厚度为

2 mm，并可选择不同的端角度（0°、15°、30°）。术中放射治疗时，插入患者体腔内的部分必须足够长，以保持机头与手术区域的适当距离。与机头连接的限光筒底部配备了照明和反射镜，以便确保插入体腔或颅内的位置准确可见。

（3）Novac 7 和 LIAC 加速器。Novac 7 和 LIAC 是另外两种可移动式直线电子线加速器，相较于传统加速器，它们更具活动性且更加轻便，并具备自动硬对接功能。这些电子线加速设备由不同的 PMMA 组成，可平移和斜移达45°。Novac 7 在 20 世纪 90 年代后期首次在意大利用于临床，能够产生 3、5、7、9 MeV 或 4、6、8、10 MeV 的电子线束，其源皮距（SSD）为 80 cm。为了减少辐射时的能量泄漏，通常会使用散射片以增加辐射范围。而 LIAC 则在 2003 年首次投入临床使用，它能够产生 4、6、8、10 MeV 的电子线束，SSD为 60 cm，并配备了一个 80 μm 的散射薄片。

2. 术中高剂量率后装放疗

高剂量率远程后装放疗技术概念的首次提出可追溯到 1960 年，这种方法是在手术进行中将小而高度活性的放射源连接到细电缆上，然后将其放置在患者遮蔽的区域内进行治疗，通常持续 15~60 分钟。这种技术通常仅用于对肿瘤进行广泛切除后的治疗，其照射深度仅距离皮肤 0.5 cm。

其中，1Ir 放射源是最常用的一种远程放射源。由于其放射源的高能量特性，为了确保不会不合理地暴露放射源给一般人，同时也为了保护工作人员和患者免受不必要的辐射，这种技术实施了多项安全措施。例如，在需要使用放射源时，必须提供钥匙和密码；当放射源不再使用时，必须将其存放在锁着的柜子中；治疗结束后，放射源可以自动回收；工作人员在进入照射房间时，可以按下暂停按钮以停止辐射；此外，在控制台、门附近的墙壁和后装机本身都安装了紧急按钮，这些按钮是独立的紧急控制按钮，使用后需要按下紧急重置按钮才能继续治疗。

通常情况下，对于肿瘤全切术后的患者，常规单次 HDR-IORT 的剂量为 10~20 Gy。如果切缘检查为阴性，剂量可以降低至 10~12.5 Gy；而对于肿瘤复发或切缘阳性的患者，剂量可以增加至 15~17.5 Gy。HDR-IORT 的处方剂量一般只能深入到照射中心 0.5 cm 的深度，这意味着放射源可以持续积累理想的照射剂量，同时对照射区域周围的正常组织产生极小的剂量损伤。此外，重要的组织通常会使用铅片进行遮挡，以将潜在的损伤降至最低。这些铅片具有各种形状和尺寸，大多厚度为 3 mm，并且具有高度可塑性。

在使用 HDR-IORT 进行临床治疗时，通常会按照以下步骤进行操作：

（1）尽可能完整地切除肿瘤。

（2）确定照射区域、深度和剂量等细节。

（3）使用铅板遮挡照射区域外的正常组织。

（4）所有工作人员撤离照射手术间。

尽管 HDR-IORT 的安全性较高，紧急事件发生的机会很少，但工作人员仍需要熟悉自己的职责，熟练掌握各自的角色，以确保在危机事件发生时，整个撤离过程可以迅速、有序地进行，并在事后对所有工作人员的辐射暴露进行测量和处理。

3. 低能量 X 线术中放疗

低能量 X 线术中放疗是一种精巧设计的小型加速器技术，它能够产生 50 kV 的低能量 X 射线。这一技术具备出色的机动性，可移动，对周围组织的辐射损伤较小，因此通常无需特殊的辐射防护措施。尽管放射源产生的是低能量 X 线，但 50 kV 的 X 线放射的等效生物效应相当于兆伏级 X 线的 1.5~2 倍。此外，治疗时间通常在 5~15 分钟，仍能保证正常组织有足够的修复时间。

Low-KV IORT 的适应证包括：①提高肿瘤局部控制率，常与传统外部放射治疗结合使用；②治疗复发性肿瘤，尤其是当患者不适合接受传统的外部放射治疗时；③对于适宜的早期病例，可以考虑一次术中照射，以替代持续数周的传统外部放射治疗。

Low-KV IORT 设备主要包括以下部分：

（1）X 射线源：能够生成 50 kV 的低能量 X 射线，其针状射线源长度仅为 10 cm，照射区域呈球形，因此只需要极简单的辐射屏蔽防护。

（2）控制台：用于控制 X 线放射源的输出，治疗参数可以从计算机上传到控制台中，设定参数后，设备可以独立运行。

（3）机械手系统：用于精确定位放射源与肿瘤组织。其长臂设计使得在手术室内能够实现高度的灵活定位，机械手在六个方向都可以自由移动，操作便捷。

（4）质控工具：配备有 X 线放射源和施用器的校准文件，以及可追踪的深度剂量数据。在每次治疗之前，都需要使用一套质控工具来验证剂量率，年度质控和重新校准确保剂量的长期准确性。

（5）施用器：用于将 X 射线源精确定位到患者体内，以进行放射治疗。

四、硼中子俘获疗法

硼中子俘获疗法（boron neutron capture therapy，BNCT）是几十年前提出的一种创新的放射治疗方法，也是当前很多类型癌症的理想治疗方法。首先，BNCT 为患者注射含硼（boron）药物，药物和癌细胞有很强的亲和力，并很快聚集在肿瘤细胞内，而很少在正常组织中聚集。然后对患者的肿瘤部位进行热中子（thermal neutron）照射，当热中子被肿瘤细胞中的 ^{10}B（一种稳定无放射性的天然同位素）俘获时发生裂变，产生了破坏力较大的 α 粒子和反冲的 ^{7}Li（锂）核，可以精确地杀死肿瘤细胞。

（一）硼中子俘获疗法的历史与发展

硼中子俘获疗法最早可以追溯到 20 世纪 30 年代，当时医学和物理学界开始关注中子的独特属性及其在医学上的潜在应用。核物理学家哈罗德·康普顿是 BNCT 理论的先驱，他在 1936 年提出了使用中子捕获反应来治疗肿瘤的概念。康普顿的这一想法是基于中子能够被某些元素（如硼）高效吸收的事实，并且这种吸收过程会产生放射性粒子，有可能用于摧毁癌细胞。

在接下来的几十年里，BNCT 逐渐从理论走向实践应用。1951 年，美国的医学物理学家试图使用这种技术来治疗脑瘤。他们发现，当将含硼化合物注入到癌症患者的血液中，这些化合物会被肿瘤细胞选择性地吸收。随后，通过照射中子束，硼原子会捕获中子并产生高能量的 α 粒子和锂核，这些粒子具有高杀伤力，能有效摧毁癌细胞而对周围正常细胞影响较小。从 20 世纪 50 年代至今，硼中子俘获疗法在技术和临床应用方面都取得了显著进展。随着现代核反应堆的发展和中子源的改进，以及对硼载药物的设计和合成技术的提升，BNCT 的治疗效果和安全性不断提高。尽管如此，BNCT 作为一种癌症治疗方法仍面临诸多挑战，如提高硼载药物的选择性、优化中子源的设计等，但其独特的治疗机制和在某些难治肿瘤中显示出的潜力，使其在现代癌症治疗中占有一席之地。近年来，随着生物医学和核科学的不断进步，硼中子俘获疗法的发展前景被广泛看好，预计未来将在更多癌症治疗领域发挥重要作用。

（二）硼中子俘获疗法的优缺点

1. 优点

（1）靶向性强。硼化合物能被肿瘤细胞特异性地吸收，在中子束的照射下产生具有高度细胞毒性的放射性粒子，这些粒子只在硼原子捕获中子后的微小区域内产生作用，从而能够精确地摧毁肿瘤细胞，而对周围健康组织的影响最小。这种精确性使 BNCT 特别适用于那些难以手术切除或位于敏感区域的肿瘤，如大脑和颈部的肿瘤。

（2）副作用小。BNCT 通常具有较低的副作用。由于其作用机制的特殊性，BNCT 能够减少对患者身体其他部位的辐射暴露，相比传统放疗，BNCT 减少了患者遭受严重副作用的风险。这使得患者在治疗后恢复更快，生活质量更高。

2. 缺点

（1）硼载药物的设计和合成要求较高。目前市面上可用的硼化合物数量有限，且不是所有的硼化合物都具有理想的肿瘤选择性和生物兼容性。此外，硼化合物在人体内的分布和清除速度也会影响治疗效果。

（2）费用昂贵、技术复杂。有效的 BNCT 治疗需要高质量的中子源，这通常需要昂贵的设备和复杂的技术支持。由于大多数医疗机构无法承担建立和维护适合的中子源的高成本，BNCT 的可用性受到限制。

（三）硼中子俘获疗法临床实践

1.BNCT 治疗过程

以目前批准用于 BNCT 临床试验的药物硼苯丙氨酸（BPA）为例，简述 BNCT 治疗肿瘤的过程。首先对患者静脉注射 BPA 果糖复合物溶液（BPA–f），剂量为 250 mg/kg 或 500 mg/kg。在一些病例中，也会将 BSH（5 g）溶解在生理盐水溶液中和 BPA-f（250 mg/kg）一起静脉注射。对于在大多数的患者来说，BPA 在 3 小时内的总注射剂量为 500 mg/kg，并且在开始的 2 小时注射速率为 200 mg/（kg·h），而在剩余的 1 小时以 100 mg/（kg·h）的速率注射。热中子照射通常在药物注射的最后 1 小时后进行，热中子照射剂量为 10~14 Gy-E（剂量转换为光子当量剂量）。

2.BNCT 临床治疗试验结果

目前 BNCT 的临床应用主要集中在治疗复发性恶性脑胶质瘤、头颈癌以及恶性黑色素瘤等。日本的恶性脑胶质瘤 BNCT 临床研究结果表明，接受治疗的患者生存时间中位数从 10.8 个月到 27.1 个月不等。与传统放射疗法相比，BNCT 治疗结果相当令人鼓舞。头颈癌的临床研究结果也显示 BNCT 治疗具有高响应率。大多数头颈癌患者都受到局部复发性肿瘤引起的疼痛或不适的困扰，而经过 BNCT 治疗后肿瘤即开始消退，大大减轻了患者的痛苦。BNCT 在治疗恶性黑色素瘤方面也取得了很好的效果，日本神户大学的临床试验显示，经过 BNCT 治疗的恶性黑色素瘤患者的病灶可以被完全消除。

参考文献

［1］Wu X, Ahmed M M, Pollack A, et al. On modern technical approaches of three-dimensional high-dose lattice radiotherapy（LRT）［J］. Fuel & Energy Abstracts, 2010, 75（3）.

［2］Blanco Suarez J M, Amendola B E, Perez N, et al. The use of Lattice Radiation Therapy（LRT）in the treatment of bulky tumors: A case report of a large metastatic mixed mullerian mvarian tumor［J］. Cureus, 7（11）: e389.

［3］Jiang L, Li X, Zhang J, et al. Combined high-dose LATTICE radiation therapy and immune checkpoint blockade for advanced bulky tumors: the concept and a case report［J］. Front Oncol, 2021, 10: 548132.

［4］Iori F, Cappelli A, D'Angelo E, et al. Lattice radiation therapy in clinical practice: A systematic review［J］. Clin Transl Radiat Oncol, 2022, 39:

100569.

［5］Amendola B E, Perez N C, Mayr N A, et al. Spatially fractionated radiation therapy using lattice radiation in far-advanced bulky cervical cancer: A clinical and molecular imaging and outcome study［J］. Radiat Res, 2020, 194（6）: 724-736.

［6］陆嘉德, 孔琳, 高晶, 等. 质子重离子放射治疗的临床研究概况［J］. 中华放射医学与防护杂志, 2016, 36（8）: 611-615.

［7］谢俊祥, 张琳. 质子/重离子放射治疗技术及应用［J］. 中国医疗器械信息, 2017（1）: 1-4, 35.

［8］曹雷, 杨大雄, 蔡宏懿. 胰腺癌术中放射治疗研究进展［J］. 中国现代医生, 2023, 61（8）: 138-141.

［9］陈献则, 程今, 赵胜光, 等. 腹腔镜手术联合术中放射治疗局部进展期直肠癌的回顾性研究［J］. 外科理论与实践, 2021, 26（1）: 48-53.

［10］刘蕾, 李席如, 马林, 等. 64例乳腺癌保留乳房手术联合术中放射治疗的近期疗效观察［J］. 中华乳腺病杂志（电子版）, 2010, 4（6）: 683-691.

［11］徐立斌, 于胜吉, 冯勤付, 等. 术中电子线放射治疗技术在肢体关节周围骨与软组织恶性肿瘤保肢手术中的应用［J］. 中华肿瘤杂志, 2012, 34（12）: 923-926.

［12］刘敏, 廖雄飞, 袁珂, 等. 基于磁共振加速器肺癌自适应放射治疗剂量计算精确性初探［J］. 肿瘤预防与治疗, 2022, 35（8）: 712-719.

［13］廖雄飞, 姚杏红, 黎杰, 等. Mobetron移动式术中放疗加速器剂量学参数稳定性评估［J］. 肿瘤预防与治疗, 2019, 32（4）: 340-344.

2021 版 Timmerman 危及器官限量表

单分次分割正常组织限量

串行组织	体积	最大剂量（Gy）	最大剂量（Gy）**	终点（≥ 3 级）
视神经	< 0.2 cc	8	10	神经炎
耳蜗			9	听力减退
脑干（非延髓）	< 0.5 cc	10	15	颅神经病变
脊髓和延髓	< 0.35 cc	10	14	脊髓炎
马尾	< 5 cc	14	16	神经炎
骶丛神经	< 5 cc	14.4	16	神经病变
食管 *	< 5 cc	20	24	食管炎
臂丛神经	< 3 cc	13.6	16.4	神经病变
外周神经	< 2 cm 长轴方向	16	20	神经病变
心脏 / 心包	< 15 cc	16	22	心包炎
大血管	< 10 cc	31	37	动脉瘤
气管与主支气管 *	< 4 cc	27.5	30	肺排痰受损
支气管与小气道	< 0.5cc	17.4	22	狭窄伴不张
肋骨	< 5 cc	28	33	疼痛或骨折
皮肤	< 10 cc	25.5	27.5	溃疡
胃	< 5 cc	17.4	22	溃疡 / 瘘
胆管			30	狭窄
十二指肠 *	< 5 cc	17.4	22	溃疡

串行组织	体积	最大剂量（Gy）	最大剂量（Gy）**	终点（≥ 3 级）
空肠 / 回肠 *	< 30 cc	17.6	20	肠炎 / 梗阻
结肠 *	< 20 cc	20.5	31	结肠炎 / 瘘
直肠 *	< 3.5 cc	30	33.7	直肠炎 / 瘘
	< 20 cc	23		
输尿管			35	狭窄
膀胱壁	< 15 cc	12	25	膀胱炎 / 瘘
阴茎球	< 3 cc	16		勃起障碍
股骨头	< 10 cc	15		坏死
肾门 / 血管主干	15 cc	14		恶性高血压

并联组织	临界体积（cc）	临界体积最大剂量(Gy)	其他限制	终点（≥ 3 级）
肺（左、右）	男性 1500 cc、女性 950 cc***	7.2		基础性肺功能
肺（左、右）			V_8 Gy < 37%	放射性肺炎
肝脏	700 cc***	11.6		基础性肝功能
肾脏（左、右）	200 cc***	9.5		基础肾功能

* 避免环周照射　　** 点定义为 ≤ 0.035 cc　　*** 或 1/3 器官总体积（切除或病理性体积减小前），以大者为准

二分次分割正常组织限量

串行组织	体积	最大剂量（Gy）	最大剂量（Gy）**	终点（≥ 3 级）
视神经	< 0.2 cc	11.7	13.7	神经炎
耳蜗			11.7	听力减退
脑干（非延髓）	< 0.5 cc	13	19.1	颅神经病变
脊髓和延髓	< 0.35 cc	13	18.3	脊髓炎
马尾	< 5 cc	18	20.8	神经炎

串行组织	体积	最大剂量（Gy）	最大剂量（Gy）**	终点（≥ 3 级）
骶丛神经	< 5 cc	18.5	20.8	神经病变
食管*	< 5 cc	24.3	28.3	食管炎
臂丛神经	< 3 cc	17.8	21.2	神经病变
外周神经	< 2 cm 长轴方向	21	25.5	神经病变
心脏 / 心包	< 15 cc	20	26	心包炎
大血管	< 10 cc	35	41	动脉瘤
气管与主支气管*	< 4 cc	34.5	38	肺排痰受损
支气管与小气道	< 0.5 cc	21.6	25.1	狭窄伴不张
肋骨	< 5 cc	34	41.5	疼痛或骨折
皮肤	< 10 cc	28.3	30.3	溃疡
胃	< 5 cc	20	26	溃疡 / 瘘
胆管			33	狭窄
十二指肠*	< 5 cc	20	26	溃疡
空肠 / 回肠*	< 30 cc	19.2	24	肠炎 / 瘘
结肠*	< 20 cc	25.8	39	结肠炎 / 瘘
直肠*	< 3.5 cc	38	41.3	直肠炎 / 瘘
	< 20 cc	26.7		
输尿管			37.5	狭窄
膀胱壁	< 15 cc	14.5	29	膀胱炎 / 瘘
阴茎球	< 3 cc	20.5		勃起障碍
股骨头	< 10 cc	19.5		坏死
肾门 / 血管主干	15 cc	16.8		恶性高血压

并联组织	临界体积（cc）	临界体积最大剂量（Gy）	其他限制	终点（≥ 3 级）
肺（左、右）	男性 1500 cc、女性 950 cc***	9.4		基础性肺功能
肺（左、右）			V_{10} Gy < 37%	放射性肺炎
肝脏	700 cc***	15.1		基础肝功能

并联组织	临界体积（cc）	临界体积最大剂量（Gy）	其他限制	终点（≥ 3 级）
肾脏（左、右）	200 cc***	12.5		基础肾功能
*避免环周照射	**点定义为 ≤ 0.035cc	***或 1/3 器官总体积（切除或病理性体积减小前）；以大者为准		

三分次分割正常组织限量

串行组织	体积	最大剂量（Gy）	最大剂量（Gy）**	终点（≥ 3 级）
视神经	< 0.2 cc	15.3	17.4	神经炎
耳蜗			14.4	听力减退
脑干（非延髓）	< 0.5 cc	15.9	23.1	颅神经病变
脊髓和延髓	< 0.35 cc	15.9	22.5	脊髓炎
马尾	< 5 cc	21.9	25.5	神经炎
骶丛神经	< 5 cc	22.5	25.5	神经病变
食管*	< 5 cc	27.9	32.4	食管炎
臂丛神经	< 3 cc	22	26	神经病变
外周神经	< 2 cm 长轴方向	25.5	30.6	神经病变
心脏 / 心包	< 15 cc	24	30	心包炎
大血管	< 10 cc	39	45	动脉瘤
气管与主支气管*	< 4 cc	39	43	肺排痰受损
支气管与小气道	< 0.5 cc	25.8	30	狭窄伴不张
肋骨	< 5 cc	40	50	疼痛或骨折
皮肤	< 10 cc	31	33	溃疡
胃	< 5 cc	22.5	30	溃疡 / 瘘
胆管			36	狭窄
十二指肠*	< 5 cc	22.5	30	溃疡
空肠 / 回肠*	< 30 cc	20.7	28.5	肠炎 / 瘘
结肠*	< 20 cc	28.8	45	结肠炎 / 瘘

续表

串行组织	体积	最大剂量（Gy）	最大剂量（Gy）**	终点（≥3级）
直肠 *	< 3.5 cc	43	47	直肠炎 / 瘘
	< 20 cc	30.3		
输尿管			40	狭窄
膀胱壁	< 15 cc	17	33	膀胱炎 / 瘘
阴茎球	< 3 cc	25		勃起障碍
股骨头	< 10 cc	24		坏死
肾门 / 血管主干	15 cc	19.5		恶性高血压

并联组织	临界体积（cc）	临界体积最大剂量（Gy）	其他限制	终点（≥3级）
肺（左、右）	男性 1500 cc、女性 950 cc***	10.8		基础性肺功能
肺（左、右）			$V_{11.4}$ Gy < 37%	放射性肺炎
肝脏	700 cc***	17.7		基础肝功能
肾脏（左、右）	200 cc***	14.7		基础肾功能

* 避免环周照射　** 点定义为 ≤ 0.035 cc　*** 或 1/3 器官总体积（切除或病理性体积减小前），以大者为准

四分次分割正常组织限量

串行组织	体积	最大剂量（Gy）	最大剂量（Gy）**	终点（≥3级）
视神经	< 0.2 cc	19.2	21.2	神经炎
耳蜗			18	听力减退
脑干（非延髓）	< 0.5 cc	20.8	27.2	颅神经病变
脊髓和延髓	< 0.35 cc	18	25.6	脊髓炎
马尾	< 5 cc	26	28.8	神经炎
骶丛神经	< 5 cc	26	28.8	神经病变
食管 *	< 5 cc	30.4	35.6	食管炎
臂丛神经	< 3 cc	24.8	29.6	神经病变

串行组织	体积	最大剂量（Gy）	最大剂量（Gy）**	终点（≥ 3 级）
外周神经	< 2 cm 长轴方向	28.8	34.8	神经病变
心脏 / 心包	< 15 cc	28	34	心包炎
大血管	< 10 cc	43	49	动脉瘤
气管与主支气管 *	< 4 cc	42.4	47	肺排痰受损
支气管与小气道	< 0.5 cc	28.8	34.8	狭窄伴不张
肋骨	< 5 cc	43	54	疼痛或骨折
皮肤	< 10 cc	33.6	36	溃疡
胃	< 5 cc	25	33.2	溃疡 / 瘘
胆管			38.4	狭窄
十二指肠 *	< 5 cc	25	33.2	溃疡
空肠 / 回肠 *	< 30 cc	22.4	31.6	肠炎 / 瘘
结肠 *	< 20 cc	30.8	48.5	结肠炎 / 瘘
直肠 *	< 3.5 cc	47.2	51.6	直肠炎 / 瘘
	< 20 cc	34		
输尿管			43	狭窄
膀胱壁	< 15 cc	18.5	35.6	膀胱炎 / 瘘
阴茎球	< 3 cc	27		勃起障碍
股骨头	< 10 cc	27		坏死
肾门 / 血管主干	15 cc	21.5		恶性高血压

并联组织	临界体积（cc）	临界体积最大剂量（Gy）	其他限制	终点（≥ 3 级）
肺（左、右）	男性 1500 cc、女性 950 cc***	12		基础性肺功能
肺（左、右）			V$_{12.8}$ Gy < 37%	放射性肺炎
肝脏	700 cc***	19.6		基础肝功能
肾脏（左、右）	200 cc***	16		基础肾功能

* 避免环周照射　　** 点定义为 ≤ 0.035 cc　　*** 或 1/3 器官总体积（切除或病理性体积减小前），以大者为准

五分次分割正常组织限量

串行组织	体积	最大剂量（Gy）	最大剂量（Gy）**	终点（≥ 3 级）
视神经	< 0.2 cc	23	25	神经炎
耳蜗			22	听力减退
脑干（非延髓）	< 0.5 cc	23	31	颅神经病变
脊髓和延髓	< 0.35 cc	22	28	脊髓炎
马尾	< 5 cc	30	31.5	神经炎
骶丛神经	< 5 cc	30	32	神经病变
食管*	< 5 cc	32.5	38	食管炎
臂丛神经	< 3 cc	27	32.5	神经病变
外周神经	< 2 cm 长轴方向	31.5	38	神经病变
心脏 / 心包	< 15 cc	32	38	心包炎
大血管	< 10 cc	47	53	动脉瘤
气管与主支气管*	< 4 cc	45	50	肺排痰受损
支气管与小气道	< 0.5 cc	32	40	狭窄伴不张
肋骨	< 5 cc	45	57	疼痛或骨折
皮肤	< 10 cc	36.5	38.5	溃疡
胃	< 5 cc	26.5	35	溃疡 / 瘘
胆管			41	狭窄
十二指肠*	< 5 cc	26.5	35	溃疡
空肠 / 回肠*	< 30 cc	24	34.5	肠炎 / 瘘
结肠*	< 20 cc	32.5	52.5	结肠炎 / 瘘
直肠*	< 3.5 cc	50	55	直肠炎 / 瘘
	< 20 cc	37.5		
输尿管			45	狭窄
膀胱壁	< 15 cc	20	38	膀胱炎 / 瘘
阴茎球	< 3 cc	30		勃起障碍
股骨头	< 10 cc	30		坏死
肾门 / 血管主干	15 cc	23		恶性高血压

并联组织	临界体积（cc）	临界体积最大剂量（Gy）	其他限制	终点（≥ 3 级）
肺（左、右）	男性 1500 cc、女性 950 cc[***]	12.5		基础性肺功能
肺（左、右）			$V_{13.5}$ Gy < 37%	放射性肺炎
肝脏	700 cc[***]	21.5		基础肝功能
肾脏（左、右）	200 cc[***]	17.5		基础肾功能
[*] 避免环周照射	[**] 点定义为 ≤ 0.035 cc	[***] 或 1/3 器官总体积（切除或病理性体积减小前），以大者为准		

八分次分割正常组织限量

串行组织	体积	最大剂量（Gy）	最大剂量（Gy）[**]	终点（≥ 3 级）
视神经	< 0.2 cc	27.2	29.6	神经炎
耳蜗			26.4	听力减退
脑干（非延髓）	< 0.5 cc	27.2	37.6	颅神经病变
脊髓和延髓	< 0.35 cc	26.4	33.6	脊髓炎
马尾	< 5 cc	34	38.4	神经炎
骶丛神经	< 5 cc	34	38.4	神经病变
食管[*]	< 5 cc	36.8	43.2	食管炎
臂丛神经	< 3 cc	32.8	39.2	神经病变
外周神经	< 2 cm 长轴方向	37	43	神经病变
心脏 / 心包	< 15 cc	34.4	40	心包炎
大血管	< 10 cc	55.5	62	动脉瘤
气管与主支气管[*]	< 4 cc	50	56	肺排痰受损
支气管与小气道	< 0.5 cc	38.4	48.8	狭窄伴不张

续表

串行组织	体积	最大剂量（Gy）	最大剂量（Gy）**	终点（≥ 3 级）
肋骨	< 5 cc	50	62	疼痛或骨折
皮肤	< 10 cc	43.2	45.6	溃疡
胃	< 5 cc	31.2	42	溃疡 / 瘘
胆管			48	狭窄
十二指肠 *	< 5 cc	31.2	42	溃疡
空肠 / 回肠 *	< 30 cc	28.8	40	肠炎 / 瘘
结肠 *	< 20 cc	35.2	57.5	结肠炎 / 瘘
直肠 *	< 3.5 cc	56	61.5	直肠炎 / 瘘
	< 20 cc	45		
输尿管			53	狭窄
膀胱壁	< 15 cc	22.4	44.8	膀胱炎 / 瘘
阴茎球	< 3 cc	35		勃起障碍
股骨头	< 10 cc	35		坏死
肾门 / 血管主干	15 cc	28		恶性高血压

并联组织	临界体积（cc）	临界体积最大剂量（Gy）	其他限制	终点（≥ 3 级）
肺（左、右）	男性 1500 cc、女性 950 cc***	14.4		基础性肺功能
肺（左、右）			V_{15.2} Gy < 37%	放射性肺炎
肝脏	700 cc***	24.8		基础肝功能
肾脏（左、右）	200 cc***	20		基础肾功能

* 避免环周照射　** 点定义为 ≤ 0.035 cc　*** 或 1/3 器官总体积（切除或病理性体积减小前），以大者为准

十分次分割正常组织限量

串行组织	体积	最大剂量（Gy）	最大剂量（Gy）**	终点（≥ 3 级）
视神经	< 0.5 cc	30.6	33.1	神经炎

串行组织	体积	最大剂量（Gy）	最大剂量（Gy）**	终点（≥ 3 级）
眼睛（视网膜）	平均剂量	< 26	30	视网膜炎
晶体			7	白内障
眼睑，睑板腺（单侧）			21.3	干眼综合征
泪腺（单侧）	< 1 cc	14.1	23.6	眼泪减少
耳蜗	< 0.5 cc	25	27	听力减退
脑干（非延髓）	< 5 cc	32	38	颅神经病变
脊髓	< 5 cc	31	36	脊髓炎
唾液腺（单侧）	< 7 cc	14.1	21.3	口腔干燥
	平均剂量	< 17.7		
喉	< 3 cc	30	45	坏死 / 水肿
颞颌关节	< 1 cc	37.7	41.4	炎症
马尾	< 5 cc	35	41	神经炎
骶丛神经	< 5 cc	35	41	神经病变
食管	< 5 cc	40	48	食管炎
臂丛神经	< 3 cc	37	43	神经病变
心脏 / 心包	< 15 cc	36.6	42.5	心包炎
大血管	< 10 cc	55.7	62.9	动脉瘤
气管与主支气管	< 5 cc	52	59	肺排痰受损
皮肤	< 10 cc	46.3	48.9	溃疡
胃	< 50 cc	33.9	45	溃疡 / 瘘
十二指肠	< 5 cc	33.9	45	溃疡
空肠 / 回肠	< 120 cc	30.7	41	肠炎 / 瘘
结肠	< 20 cc	47		结肠炎 / 瘘
直肠（包含粪便）	< 10 cc	52	60	直肠炎 / 瘘
	< 20 cc	49	65	
	< 30 cc	46		
	< 40 cc	43		

续表

串行组织	体积	最大剂量（Gy）	最大剂量（Gy）**	终点（≥3级）
膀胱（包含尿）	< 90 cc	48	53	膀胱炎/瘘
	< 125 cc	45		
膀胱（耻骨联合）	< 5 cc	23	42	排尿困难
阴茎球	< 3 cc	38	44	勃起功能障碍
股骨头	< 10 cc	38	43.5	坏死

并联组织	临界体积（cc）	临界体积最大剂量（Gy）	其他限制	终点（≥3级）
肺（左、右）减去 GTV	男性 1500 cc、女性 950 cc***	15		基础性肺功能
肺（左、右）减去 GTV			V$_{16}$ Gy < 37%	放射性肺炎
肝脏减去 GTV	700 cc*	27		基础肝功能
肾脏（左、右）	200 cc*	21		基础肾功能

*1/3 固有器官总体积（切除或病理性体积减小前），以大者为准

十五分次分割正常组织限量

串行组织	体积	最大剂量（Gy）	最大剂量（Gy）	终点（≥3级）
视神经	< 0.5 cc	39	42	神经炎
眼睛（视网膜）	平均剂量	< 33	37.5	视网膜炎
晶体			9	白内障
眼睑，睑板腺（单侧）			27	干眼综合征
泪腺（单侧）	< 1 cc	18	30	眼泪减少
耳蜗	< 0.5 cc	30	33	听力减退
脑干（非延髓）	< 5 cc	40	44	颅神经病变
脊髓	< 5 cc	39	42	脊髓炎

串行组织	体积	最大剂量（Gy）	最大剂量（Gy）	终点（≥ 3 级）
唾液腺（单侧）	< 7 cc	18	27	口腔干燥
	平均剂量	< 22.5		
喉	< 3 cc	34.5	52.5	坏死 / 水肿
颞颌关节	< 1 cc	48	52.5	炎症
马尾	< 5 cc	40.5	48	神经炎
骶丛神经	< 5 cc	40.5	48	神经病变
食管	< 5 cc	45	54	食管炎
臂丛神经	< 3 cc	48	52.5	神经病变
心脏 / 心包	< 15 cc	42	48.9	心包炎
大血管	< 10 cc	57	65	动脉瘤
气管与主支气管	< 5 cc	55.5	63	肺排痰受损
皮肤	< 10 cc	54	57	溃疡
胃	< 50 cc	39	51	溃疡 / 瘘
十二指肠	< 5 cc	39	51	溃疡
空肠 / 回肠	< 120 cc	39	46.5	肠炎 / 瘘
肾门 / 血管主干	15 cc	37.5		恶性高血压
结肠	< 20 cc	47	64.5	结肠炎 / 瘘
	< 10 cc	60	70.5	直肠炎 / 瘘
直肠(包含粪便）	< 20 cc	57		
	< 30 cc	52.5		
	< 40 cc	49.5		
膀胱（包含尿）	< 90 cc	55.5	61.5	膀胱炎 / 瘘
	< 125 cc	52.5		
膀胱(耻骨联合）	< 5 cc	26	48	排尿困难
阴茎球	< 3 cc	42	48	勃起功能障碍
股骨头	< 10 cc	40	46.5	坏死

续表

并联组织	临界体积（cc）	临界体积最大剂量（Gy）	其他限制	终点（≥ 3 级）
肺（左、右）减去 GTV	男性 1500 cc、女性 950 cc*	16.5		基础性肺功能
肺（左、右）减去 GTV			V_{18} Gy < 37%	放射性肺炎
肝脏减去 GTV	700 cc*	30		基础肝功能
肾脏（左、右）	200 cc*	24		基础肾功能

*1/3 固有器官总体积（切除或病理性体积减小前），以大者为准

二十分次分制正常组织限量

串行组织	体积	最大剂量（Gy）	最大剂量（Gy）	终点（≥ 3 级）
视神经	< 0.5 cc	42	48	神经炎
眼睛（视网膜）	平均剂量	< 36	42	视网膜炎
晶体			10	白内障
眼睑，睑板腺（单侧）			30	干眼综合征
泪腺（单侧）	< 1 cc	18	32	眼泪减少
耳蜗	< 0.5 cc	32	36	听力减退
脑干（非延髓）	< 5 cc	44	50	颅神经病变
脊髓	< 5 cc	42	46	脊髓炎
唾液腺（单侧）	< 7 cc	18	30	口腔干燥
	平均剂量	< 24		
喉	< 3 cc	36	58	坏死 / 水肿
颞颌关节	< 1 cc	52	58	炎症
马尾	< 5 cc	44	52	神经炎
骶丛神经	< 5 cc	44	52	神经病变
食管	< 5 cc	48	58	食管炎
臂丛神经	< 3 cc	54	58	神经病变

串行组织	体积	最大剂量 （Gy）	最大剂量 （Gy）	终点 （≥ 3 级）
心脏 / 心包	< 15 cc	46	52	心包炎
大血管	< 10 cc	60	70	动脉瘤
气管与主支气管	< 5 cc	58	66	肺排痰受损
皮肤	< 10 cc	60	64	溃疡
胃	< 50 cc	42	54	溃疡 / 瘘
十二指肠	< 5 cc	42	54	溃疡
空肠 / 回肠	< 120 cc	42	50	肠炎 / 瘘
肾门 / 血管主干	15 cc	40		恶性高血压
结肠	< 20 cc	50	66	结肠炎 / 瘘
直肠（包含粪便）	< 10 cc	66	74	直肠炎 / 瘘
	< 20 cc	62		
	< 30 cc	58		
	< 40 cc	54		
膀胱（包含尿）	< 90 cc	60	66	膀胱炎 / 瘘
	< 125 cc	56		
膀胱（耻骨联合）	< 5 cc	28	52	排尿困难
阴茎球	< 3 cc	44	52	勃起功能障碍
股骨头	< 10 cc	44	50	坏死

并联组织	临界体积（cc）	临界体积最大 剂量（Gy）	其他限制	终点 （≥ 3 级）
肺（左、右）减去 GTV	男性 1500 cc、 女性 950 cc*	18		基础性肺功能
肺（左、右）减去 GTV			V_{19} Gy < 37%	放射性肺炎
肝脏减去 GTV	700 cc*	32		基础肝功能
肾脏（左、右）	200 cc*	26		基础肾功能

*1/3 固有器官总体积（切除或病理性体积减小前），以大者为准

三十次（常规分制）正常组织限量

串行组织	体积	最大剂量（Gy）	最大剂量（Gy）	终点（≥ 3 级）
视神经	< 0.5 cc	44	52	神经炎
眼睛（视网膜）	平均剂量	< 38	45	视网膜炎
晶体			10	白内障
眼睑，睑板腺（单侧）			32	干眼综合征
泪腺（单侧）	< 1 cc	20	36	眼泪减少
耳蜗	< 0.5 cc	36	40	听力减退
脑干（非延髓）	< 5 cc	52	60	颅神经病变
脊髓	< 5 cc	47.5	52.8	脊髓炎
唾液腺（单侧）	< 7 cc	20	32	口腔干燥
	平均剂量	< 26		
喉	< 3 cc	39	63	坏死 / 水肿
颞颌关节	< 1 cc	60	65	炎症
马尾	< 5 cc	50	60	神经炎
骶丛神经	< 5 cc	50	60	神经病变
食管	< 5 cc	51	60	食管炎
臂丛神经	< 3 cc	62	66	神经病变
心脏 / 心包	< 15 cc	60	68	心包炎
	< 20% 心脏总体积	40		
大血管	< 10 cc	60	76	动脉瘤
气管与主支气管	< 5 cc	60	69	肺排痰受损
皮肤	< 10 cc	70	76	溃疡
胃	< 50 cc	45	60	溃疡 / 瘘
十二指肠	< 5 cc	45	60	溃疡
空肠 / 回肠	< 120 cc	45	54	肠炎 / 瘘
肾门 / 血管主干	15 cc	42		恶性高血压
结肠	< 20 cc	54	70	结肠炎 / 瘘

串行组织	体积	最大剂量（Gy）	最大剂量（Gy）	终点（≥ 3 级）
直肠（包含粪便）	< 10 cc	75	79	直肠炎 / 瘘
	< 20 cc	70		
	< 30 cc	65		
	< 40 cc	60		
膀胱（包含尿）	< 90 cc	70	79	膀胱炎 / 瘘
	< 125 cc	65		
膀胱（耻骨联合）	< 5 cc	30	60	排尿困难
阴茎球	< 3 cc	48	56	勃起功能障碍
股骨头	< 10 cc	48	56	坏死
骨骺（生长板）（儿童患者）		4~6（5% 风险）	生长停滞	
		12(100% 风险)		

并联组织	临界体积（cc）	临界体积最大剂量（Gy）	其他限制	终点（≥ 3 级）
肺（左、右）减去 GTV	男性 1500 cc、女性 950 cc*	18		基础性肺功能
肺（左、右）减去 GTV			V$_{20}$ Gy < 37%	放射性肺炎
肝脏减去 GTV	700 cc*	36		基础肝功能
肾脏（左、右）	200 cc*	27		基础肾功能

*1/3 固有器官总体积（切除或病理性体积减小前），以大者为准

后 记

经过近一年的努力，我们终于完成了《实用放射治疗物理技术》这本专著的编写工作。在编写过程中，我们遇到了许多挑战，也收获了很多成果。

感谢所有参与本书编写工作的专家学者和同事。他们丰富的实践经验和专业知识，为本书的质量提供了有力的支持；他们的辛勤付出和合作精神是我们能够顺利完成这本专著的重要原因。

本书的编写旨在提供全面而系统的放射治疗物理学和技术知识，帮助放射治疗相关专业人员掌握和应用放射治疗的基本理论和实践技能。在编写过程中，我们特别注重将理论知识与实际操作相结合，通过案例和实践指导，读者能够更好地将所学知识应用于临床实践中。

本书的内容覆盖了放射治疗物理学的基础知识、放射治疗计划设计、剂量计算与优化、放疗设备与技术、放射治疗中的图像引导技术等方面。我们希望通过详细的讲解和实际操作指导，能够帮助读者全面了解放射治疗的原理和技术要点，掌握放射治疗的实际操作技能和质量控制方法。

在编写过程中，我们还特别关注了当前放射治疗最前沿的技术，如质子、空间放射治疗等领域的重要内容。我们希望通过这部分内容的介绍，能够提高读者对放射治疗新技术的认知。

还要感谢重庆大学出版社的支持和帮助。他们对本书的出版给予了高度重视，并提供了很好的撰写建议和资源支持。没有他们的支持和帮助，本书是无法顺利完成的。

希望本书能够成为放射治疗相关专业人员学习、研讨和实践的重要参考资料。我们乐于接受读者的反馈和建议，以便在今后的修订中进一步提升本书的质量和实用性。

最后，再次感谢所有为本书付出努力的人，也希望本书能够为放射治疗领域的发展和进步做出一点贡献！